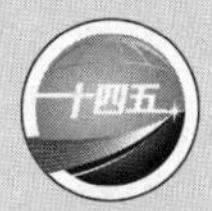

国家卫生健康委员会"十四五"规划教材配套教材
全国高等学校配套教材

供医学影像技术专业用

核医学影像技术学学习指导与习题集

主　编　尚　华
副主编　孙夕林　庞　华

编　委（以姓氏笔画为序）

厉红民（陆军军医大学第一附属医院）
田　蓉（四川大学华西医院）
朱高红（昆明医科大学第一附属医院）
孙夕林（哈尔滨医科大学附属第四医院）
杜晓光（郑州大学第一附属医院）
李小东（北京大学国际医院）
杨卫东（空军军医大学西京医院）
吴　励（上海健康医学院）
吴湖炳（南方医科大学南方医院）
陈朝晖（中南大学湘雅医院）
陈曙光（复旦大学附属中山医院）
尚　华（河北医科大学第二医院）
庞　华（重庆医科大学附属第一医院）
胡　佳（华中科技大学同济医学院附属协和医院）
姚树展（山东第一医科大学附属省立医院）
贾　强（天津医科大学总医院）
黄　辰（上海健康医学院）
黄　钢（上海健康医学院）
董艳军（滨州医学院附属医院）
程　旭（南京医科大学第一附属医院）

人民卫生出版社
·北　京·

图书在版编目（CIP）数据

核医学影像技术学学习指导与习题集 / 尚华主编. 北京：人民卫生出版社，2025. 5. --（全国高等学校医学影像技术专业第二轮规划教材配套教材）. -- ISBN 978-7-117-37205-3

Ⅰ. R814-44

中国国家版本馆 CIP 数据核字第 2024LN4736 号

核医学影像技术学学习指导与习题集
Heyixue Yingxiang Jishuxue Xuexizhidao yu Xitiji

主　　编：尚　华
出版发行：人民卫生出版社（中继线 010-59780011）
地　　址：北京市朝阳区潘家园南里 19 号
邮　　编：100021
E - mail：pmph @ pmph.com
购书热线：010-59787592　010-59787584　010-65264830
印　　刷：中煤（北京）印务有限公司
经　　销：新华书店
开　　本：787 × 1092　1/16　　印张：9　　插页：1
字　　数：230 千字
版　　次：2025 年 5 月第 1 版
印　　次：2025 年 7 月第 1 次印刷
标准书号：ISBN 978-7-117-37205-3
定　　价：36.00 元

前　言

核医学技术日新月异，在临床的应用中越来越广泛，对学生的学习提出了更高的要求。为了帮助学生充分掌握《核医学影像技术学》书中的知识点，提高教师的教学质量，我们组织了《核医学影像技术学》的各位编委共同编写了这本《核医学影像技术学学习指导与习题集》。

作为《核医学影像技术学》的配套教材，编写工作遵循科学、严谨、客观、规范的原则，根据教材内容来分配各章习题的题量，命题方向从基础知识和临床应用两个方面出发，力求培养学生应用理论知识解决临床实际问题的能力。

本学习指导与习题集紧扣教科书的核心内容，包含十六章节，每章节分为学习目标、重点和难点内容、习题和参考答案四部分，其中："学习目标" 分为掌握、熟悉、了解三部分内容，帮助学生明确学习方向，使学生对知识点一目了然，从而提高学习效率；第二部分 "重点和难点内容" 和第一部分 "学习目标" 相互呼应，进一步强调核心内容，并提出难点内容，帮助学生提高学习效率；第三部分 "习题" 题型为单项选择题、多项选择题和简答题，可以让学生在巩固基础知识的同时提高其综合应用能力，帮助学生随学随测，检测学习成果，强化记忆；第四部分 "参考答案" 除附参考答案外，还附有部分重点、难点题型的详细解析，帮助学生尽快理解和掌握知识点。

本书主要供高等医学院校医学影像技术专业使用，同时也可供其他与核医学技术有关专业人员参考之用。虽然编写人员认真编写、修改、完善，但尚有不足之处，恳请读者提出宝贵意见。

编委会

2024 年 3 月 28 日

目　录

第一章　核物理基础与核医学技术

学习目标

1. 掌握　放射性核素的衰变,包括放射性活度,衰变常数,指数规律,半衰期及递次衰变,电离辐射量及其单位;放射性核素示踪技术的定义、原理、优缺点、基本方法和主要类型及应用,放射性核素示踪动力学分析与功能测定的临床应用,放射性核素显像的显像原理,器官或组织摄取显像剂的机制,显像条件及其选择,显像类型、图像分析方法及要点,图像质量的评价。

2. 熟悉　原子核组成和表示方法,核素及其分类,核素的衰变及其方式,射线与物质的相互关系。

3. 了解　放射性核素示踪动力学分析与功能测定的基本概念、基本方法,核医学影像及其他影像的比较与互补。

重点和难点内容

1. 放射性活度。
2. 放射性核素衰变指数规律和半衰期。
3. 器官或组织摄取显像剂的机制。
4. 图像分析方法及要点,图像质量的评价。

习　　题

一、单项选择题

1. 原子核由
   A. 质子和光子组成
   B. 质子和中子组成
   C. 质子和电子组成
   D. 中子和电子组成
   E. 中子和光子组成
2. 带有一个单位正电荷的粒子是
   A. 中子
   B. β^- 粒子
   C. γ 光子
   D. 质子
   E. α 粒子
3. 原子核衰变主要取决于
   A. 环境温度升高
   B. 环境温度降低
   C. 大气压
   D. 环境 pH
   E. 核内质子和中子数的比率及核能态
4. 具有同样的原子序数,但质量数不同的核素称为

A. 同质异能素　　B. 稳定核素
C. 放射性核素　　D. 同位素
E. 核素

5. 能自发地发生核衰变转变成另一种核素的核素称为
A. 稳定核素　　B. 发生器
C. 放射性核素　　D. 子核
E. 母核

6. 原子核俘获本原子的一个核外轨道电子，与核内的一个质子结合，形成一个中子的衰变是
A. α 衰变　　B. β^- 衰变
C. β^+ 衰变　　D. γ 衰变
E. 电子俘获

7. 外层轨道电子向内层移动时放出的能量传给一个轨道电子，使该电子带着动能离开原子。该电子被称为
A. 光电子　　B. 康普顿电子
C. 俄歇电子　　D. 内转换电子
E. 自由电子

8. β^+ 粒子与物质作用耗尽动能后，将与物质中的电子结合，正负电荷相互抵消，两个电子的质量转换为两个方向相反、能量各为 511keV 的 γ 光子。这个过程被称为
A. 湮灭辐射　　B. 韧致辐射
C. 弹性散射　　D. 激发
E. 光电效应

9. 激发后的原子退激时放出
A. 韧致辐射　　B. 湮灭辐射
C. 特征 X 线或产生俄歇效应　　D. 光电子
E. 康普顿电子

10. 光子在与原子的作用中，把全部能量传递给一个轨道电子，使其脱离原子，成为自由电子，原子被电离，光子本身消失。这种作用方式是
A. 康普顿效应　　B. 光电效应
C. 电子对生成　　D. 弹性散射
E. 湮灭辐射

11. 带电粒子与原子的相互作用中，传递给轨道电子的能量不足以使原子电离，相互作用的结果是轨道电子运动到更高的壳层。这个过程被称为
A. 湮灭辐射　　B. 激发
C. 电离　　D. 次电离
E. 原电离

12. γ 射线和 X 线既是电磁波，又是
A. 电子　　B. 光电子
C. 光子　　D. 康普顿电子
E. 自由电子

13. 在一定范围内的某种放射性核素在单位时间内发生核素衰变的次数被称为

A. 放射性浓度　　B. 吸收剂量
C. 放射性活度　　D. 照射量
E. 半衰期

14. 放射性活度的单位是

A. 伦琴　　B. 库仑
C. 毫升　　D. 贝可
E. 焦耳

15. 放射性核素的数量和活度减少到原来的一半所需要的时间称为

A. 比放射性　　B. 半周期
C. 半衰期　　D. 放射性浓度
E. 放射性活度

16. 带电粒子与物质的原子相互作用,使核外轨道电子获得足够的能量而脱离原子,成为自由电子。这个过程被称为

A. 湮灭辐射　　B. 散射
C. 轫致辐射　　D. 激发
E. 电离

17. 康普顿效应又称为

A. 光电效应　　B. 湮灭辐射
C. 电子对生成　　D. 康普顿散射
E. 光电吸收

18. X 线和 γ 光子对空气电离能力量度的指标是

A. 照射量　　B. 吸收剂量
C. 剂量当量　　D. 线质系数
E. 比释动能

19. 任何被照射物质每单位质量所吸收的任何电离辐射的平均能量称为

A. 照射量　　B. 比释动能
C. 吸收剂量　　D. 剂量当量
E. 传能线密度

20. 用适当修正系数对吸收剂量进行修正,把吸收剂量与射线对生物体的影响统一起来的量是

A. 剂量当量　　B. 照射量
C. 吸收剂量　　D. 比释动能
E. 传能线密度

21. 单位时间内衰变的核的数目占当时的放射性核数目的比率,被称为

A. 衰变　　B. 放射性活度
C. 半衰期　　D. 衰变常数
E. 放射性浓度

22. 核医学显像的方法是根据

A. 超声传播的特性及其有效信息

B. 人体器官的组织密度的差异成像
C. 射线穿透不同人体器官和组织的差异成像
D. 生物磁自旋原理
E. 放射性核素在不同的器官及病变组织中特异性分布而成像

23. 器官功能测定、器官显像以及体外放射分析等的共同原理是
A. 动态分布原理
B. 射线能使物质感光的原理
C. 示踪技术的原理
D. 稀释法原理
E. 物质转化原理

24. 放射性核素示踪技术所采用的示踪剂是
A. 酶
B. 受体
C. 配体
D. 放射性核素或其标记化合物
E. 单克隆抗体

25. 放射性核素动态平衡的示踪研究的目的是
A. 了解前体与代谢产物间的关系
B. 了解生物体内物质运动的动态平衡
C. 了解物质在体内被稀释情况
D. 了解物质在机体内的总量
E. 了解生物体内某种物质运动的量变规律

26. 根据影像获取的状态,可将放射性核素显像分为
A. 局部显像和全身显像
B. 静态显像和动态显像
C. 平面显像和断层显像
D. 早期显像和延迟显像
E. 阴性显像和阳性显像

27. 根据影像获取的部位,可将放射性核素显像分为
A. 局部显像和全身显像
B. 静态显像和动态显像
C. 平面显像和断层显像
D. 早期显像和延迟显像
E. 阴性显像和阳性显像

28. 根据获取影像的维度与层面,可将放射性核素显像分为
A. 局部显像和全身显像
B. 静态显像和动态显像
C. 平面显像和断层显像
D. 早期显像和延迟显像
E. 阴性显像和阳性显像

29. 根据获取影像的时间,可将放射性核素显像分为
A. 局部显像和全身显像
B. 静态显像和动态显像
C. 平面显像和断层显像
D. 早期显像和延迟显像
E. 阴性显像和阳性显像

30. 根据显像剂对病变组织的亲和能力,可将放射性核素显像分为
A. 局部显像和全身显像
B. 静态显像和动态显像
C. 平面显像和断层显像
D. 早期显像和延迟显像
E. 阴性显像和阳性显像

31. 放射性阳性显像是指病变组织的显像剂摄取
A. 低于正常器官组织及其周围本底组织

B. 低于正常器官组织而高于周围本底组织
C. 高于正常器官组织
D. 等于正常器官组织
E. 早期高于正常器官组织，晚期低于正常器官组织

32. 图像融合的主要目的是
A. 判断病灶大小和形态
B. 病灶区解剖密度的变化
C. 病灶区解剖形态的变化
D. 提高病灶的分辨力
E. 帮助病灶定位

33. 通过药物、运动或生理刺激干预，增加某个器官的功能或负荷，再进行的显像称为
A. 动态显像
B. 平面显像
C. 负荷显像
D. 阴性显像
E. 延迟显像

34. 显像前必须认真阅读申请单的目的是
A. 保证剂量准确
B. 确保检查项目正确
C. 确保检查安全
D. 确保检查可靠
E. 了解患者病情的严重程度

35. 放射性核素器官显像时，其影像的清晰度主要取决于
A. 器官或组织的解剖学形态
B. 器官位置
C. 器官的解剖学密度
D. 器官或组织的功能状态
E. 器官或组织的大小

36. 介入或负荷显像的目的是
A. 了解器官或组织的储备功能
B. 了解器官的血流
C. 鉴别病变的良、恶性
D. 提高图像的分辨力
E. 加快显像剂的排泄

二、多项选择题

1. 核医学射线探测的依据包括
A. 电离作用
B. 康普顿散射
C. 感光效应
D. 荧光现象
E. 光电效应

2. 带负电粒子和生物体作用后会出现的现象是
A. 激发
B. 康普顿效应
C. 韧致辐射
D. 吸收
E. 光电效应

3. β^+ 粒子与物质作用后，会出现的情况是
A. 产生能量相等的一对 γ 光子
B. 产生一对能量各为 140keV 的 γ 光子
C. 产生一对辐射方向相反的 γ 光子
D. 产生一对穿透能力比 ^{99m}Tc 强的 γ 光子
E. 产生一对 γ 光子，SPECT 利用这对 γ 光子进行成像

4. 断层显像分析的要点包括
   A. 正确掌握不同器官和组织的断层方位以及各层面的正常所见
   B. 对各断层面的影像分别进行形态、大小和放射性分布及浓聚程度的分析
   C. 对于一般器官，横断面是自下而上获取横断层面；矢状面是自右向左依次获取矢状断层影像；冠状面是自前向后依次获取冠状断层影像
   D. 心脏断层显像时常分别采用短轴、水平长轴和垂直长轴来表示
   E. 心脏断层显像也采用横断面、矢状面和冠状面
5. 在图像质量的评价过程中，一幅好的图像应具备
   A. 影像轮廓完整
   B. 对比度适当
   C. 病灶显示清楚
   D. 解剖标志清晰、图像失真度小等
   E. 要充分放大
6. 对于核素显像，下列论述正确的是
   A. 核素显像是利用引入人体内的放射性核素发射的射线，通过体外的探测仪器检测射线的分布与量，达到成像的目的
   B. 可以通过核医学影像显示受检器官解剖形态学变化，而且图像的解剖学分辨力高
   C. 核医学的图像是一种功能影像，而不是解剖学密度变化的图像
   D. 核素显像与其他显像技术的不同之处是不同器官显像需应用不同的放射性药物，同一器官不同目的的显像需不同的显像剂
   E. 核素显像在技术条件等方面比其他显像技术更为复杂
7. 对于仪器最佳条件选择的描述包括
   A. 仪器是否处于最佳工作状态
   B. 显像检查前必须确定采集的矩阵，每帧采集的时间及计数等
   C. 在动态采集时，为提高检测的灵敏度，宜选用较大的矩阵（256×256）
   D. 放射性活度足够时，静态采集宜选用较大的矩阵（256×256）
   E. 显像检查前不需要确定每帧采集的时间及计数等
8. 对于分子核医学的阐述，下列正确的是
   A. 随着受体显像、代谢显像、放射免疫显像、基因显像等技术的应用，形成了前沿的分子核医学
   B. 分子核医学的内容主要包括放射性核素受体显像、代谢显像、多肽类放射性药物显像、重组单克隆抗体放射免疫显像及基因显像等
   C. 分子核医学主要反映器官或组织的解剖学结构
   D. 分子核医学是核医学发展的前沿领域，具有广阔的发展前景
   E. 分子核医学主要是反映器官或组织生理与生化水平的影像，为疾病的诊断提供分子水平的功能信息

三、简答题

1. PET 显像是基于射线与物质的哪种相互作用方式？
2. 在 γ 显像中，康普顿效应对影像质量有何影响，如何减小这种影响？

3. 简述放射性核素显像的特点。

4. 什么叫分子核医学?

参考答案

一、单项选择题

1. B 【解析】原子核是由质子和中子组成,质子和中子统称为核子。

2. D 【解析】答案中只有质子带有一个单位正电荷。

3. E 【解析】原子核的衰变主要与核内质子或中子相对过剩及核能态有关。

4. D 【解析】凡质子数相同而中子数不同的核素在元素周期表上处于相同位置,互称为该元素的同位素。

5. C 【解析】放射性核素能自发地发生核衰变转变成另一种核素。

6. E 【解析】原子核俘获一个核外电子使核内质子变成中子并释放中微子的过程称为电子俘获。

7. C 【解析】原子核俘获一个内层(K 层或 L 层)轨道电子而衰变成质子数减少 1、质量数不变的另一种原子核。在内层俘获发生时,必有外层电子去填补内层上的空位,由于发射轨道跃迁,所以会释放出具有子体特征的标识 X 线;这一能量也可能传递给更外层电子,使它成为自由电子发射出去,这个电子称作俄歇电子。

8. A 【解析】湮灭辐射是指 β^+ 粒子与物质作用耗尽动能后,将与物质中的电子结合,正负电荷相互抵消,两个电子的质量转换为两个方向相反、能量各为 511keV 的 γ 光子。

9. C 【解析】激发后的原子退激时放出特征 X 线或产生俄歇效应。

10. B 【解析】能量较低的 γ 光子通过物质时,与介质轨道内层电子发生碰撞,把能量全部交给轨道电子并使之脱离原子形成光电子,γ 光子消失,这一过程叫做光电效应。

11. B 【解析】在静电作用下只是原子核外电子发生了轨道跃迁而没有形成自由电子,这一过程叫做激发。

12. C

13. C 【解析】放射性活度表示单位时间内发生衰变的原子核数。

14. D 【解析】放射性活度的国际单位为贝可(Bq),表示每秒有一个原子衰变。旧制单位是居里(Ci),$1Ci=3.7\times10^{10}Bq$。

15. C 【解析】半衰期指的是放射性核素减少一半所需要的时间,它反映了核素衰变的速度。

16. E 【解析】带电粒子通过物质的时候,静电作用使得原子核外电子脱离原子轨道形成自由电子的过程叫做电离。

17. D 【解析】康普顿效应又称为康普顿 - 吴有训效应和康普顿散射。

18. A 【解析】照射量的定义:在空气中的某一点上,X 线或 γ 光子在质量为 dm 的一个无限小的体积元中与原子相互作用产生的全部次级电子,在空气中完全被阻止所产生的正、负离子对中某一种符号的总电荷 dQ 与质量 dm 之比,表示为 $X=dQ/dm$。

19. C 【解析】吸收剂量:辐射类型和照射条件不同时,相同的吸收剂量引起的生物效应不同。

20. A 【解析】剂量当量是用适当修正系数对吸收剂量进行修正,把吸收剂量与射线对生物机体的影响统一起来，使修正后的吸收剂量能更好地反映辐射对机体的危害。

21. D 【解析】衰变常数是表征放射性原子核衰变速率的特征参数，其大小只与原子核本身性质有关，与外界条件无关，不受物理特性及化学特性等因素影响，数值越大表示衰变越快。

22. E 【解析】器官及病变组织中放射性核素特异性分布。

23. C 【解析】放射性核素示踪剂在体内的生物学行为主要取决于被标记物，而其标记的放射性核素在整体示踪研究体系中主要起着示踪作用。

24. D 【解析】放射性核素示踪剂在体内的生物学行为主要取决于被标记物，而其标记的放射性核素在整体示踪研究体系中主要起着示踪作用。

25. E 【解析】动态平衡的示踪研究可了解正常情况下或疾病状态下，生物体内某种物质运动的量变规律。

26. B 【解析】根据显像剂在体内的分布状态，放射性核素显像分为静态显像和动态显像。

27. A 【解析】根据影像获取的范围，放射性核素显像分为全身显像和局部显像。

28. C 【解析】根据获得图像的维度，放射性核素显像分为平面显像和断层显像。

29. D 【解析】根据显像剂引入体内后何时采集图像信息，放射性核素显像分为早期显像和延迟显像。

30. E 【解析】根据病灶是否浓聚显像剂，放射性核素显像分为阴性显像和阳性显像。

31. C 【解析】阳性显像又称为“热区”显像，使用放射免疫显像技术诊断恶性肿瘤时，肿瘤部位抗原与标记的抗体结合，图像呈现高于正常组织的核素过度浓聚影像。此图像为阳性显像，其特点是对比度好、影像清晰。放射免疫肿瘤显像亦称为亲肿瘤显像。

32. E 【解析】将核医学功能代谢或血流影像与 CT、MR 的解剖学形态影像进行融合，借以判断病变组织的代谢或血流变化，有助于鉴别病灶的性质。反映功能的核医学图像与反映精细解剖结构的 CT 或 MR 融合为一幅图像，在观察器官或病变组织的功能、代谢变化的同时观察解剖形态学方面的变化，使诊断疾病的能力大大提高。

33. C 【解析】受检者在药物或刺激干预下所进行的显像称负荷显像。借助药物或刺激等方法增加某个器官的功能或负荷，通过观察器官或组织对刺激的反应能力，判断器官或组织的血流灌注储备情况，同时增加了正常组织与病变组织之间的放射性分布差别，可提高诊断的灵敏度。临床检查时常用的负荷方法有运动负荷试验和药物负荷试验，如心脏运动负荷试验、脑血流药物负荷显像等。

34. B 【解析】临床医生对核医学检查可能不了解或不准确，核医学的医生必须认真阅读申请单，确保检查项目正确。

35. D 【解析】核医学器官显像有别于 CT、MR，它是根据器官的功能状态而显示其形态或结构异常，所以亦称为功能显像。

36. A 【解析】受检者在药物或刺激干预下所进行的显像称负荷显像。借助药物或刺激等方法增加某个器官的功能或负荷，通过观察器官或组织对刺激的反应能力，判断器官或组织的血流灌注储备情况，同时增加了正常组织与病变组织之间的放射性分布差别，可提高诊断的灵敏度。临床检查时常用的负荷方法有运动负荷试验和药物负荷试验，如心脏运动负荷试验、脑血流药物负荷显像等。

二、多项选择题

1. ACDE 【解析】具有中等能量的γ光子通过物质时，与原子核外电子碰撞，把一部分能量交给电子，使之脱离原子，而γ光子本身能量降低，运行方向发生改变，这一过程叫做康普顿效应。其中发射出去的电子称为康普顿电子，也叫做反冲电子。

2. ACD 【解析】带电粒子与物质的相互作用包括电离与激发、散射、吸收、韧致辐射、湮灭辐射。

3. ACD 【解析】$β^+$粒子在介质中运行一定距离后能量耗尽，与物质中的自由电子（e^-）结合后正负电子同时消失，转化为两个方向相反、能量相等（511keV）的γ光子，这一过程叫做湮灭辐射。

4. ABCD 【解析】探头围绕身体长轴作180°或360°旋转，通常以步进方式进行采集，再经计算机处理重建，得到横断、矢状和冠状断层图像。每种断层有多个层面，每层厚度可根据需要进行选择，避免了各个层面的放射性相互干扰，提高了对小病灶的探测率。

5. ABCD 【解析】一幅高质量的图像应具备影像轮廓完整、对比度适当、病灶显示清楚、解剖标志清晰、图像失真度小等，这也是核医学影像图像质量控制要求。

6. ACDE

7. ABD

8. ABDE 【解析】随着新型显像剂的不断开发应用，人体的大部分器官都可以使用放射性核素显像进行检查。核医学显像技术的仪器从最初的黑白扫描机、彩色扫描机，发展到γ照相机、SPECT、SPECT/CT、PET、PET/CT、PET/MRI等，将功能代谢显像与解剖结构影像很好地结合起来。核医学显像已由传统的功能影像发展为分子、功能与高分辨力解剖结构相结合的融合影像。

三、简答题

1. PET显像是基于射线与物质的哪种相互作用方式？

答：PET显像基于湮灭辐射。$β^+$粒子在介质中运行一定距离后能量耗尽，与物质中的自由电子（e^-）结合后正负电子同时消失，转化为两个方向相反、能量相等（511keV）的γ光子，这一过程叫做湮灭辐射。PET显像就是利用这对方向相反的γ光子进行成像。

2. 在γ显像中，康普顿效应对影像质量有何影响，如何减小这种影响？

答：发生康普顿效应后，γ光子的能量降低，方向改变，因此在γ显像中，可导致对显示的组织与病灶的错误定位，并且使影像模糊。由于散射光子的能量低于原来γ射线，所以可以通过调节能窗大小消除大部分散射效应，但与入射γ光子能量相近的小角度散射光子的影响不易消除。

3. 简述放射性核素显像的特点。

答：（1）放射性核素显像是一种功能性显像，既能显示器官和组织或病灶的位置、大小、形态等解剖结构信息，又能显示器官和组织的生理生化和代谢信息。但这种解剖学影像远不如CT的影像清楚。随着电子技术和计算机技术的发展，PET/CT、SPECT/CT应运而生，它们可使CT和核医学影像融合在一起，可以同时观察到解剖和功能显像，使医学影像发展到一个新的阶段。（2）由于病变中功能的改变常早于结构的变化，所以放射性核素显像可作疾病的早期诊断。（3）放射性核素显像既可以做静态显像，又可以做动态和全身显像，具有一次给药，多次显像，但并不增加患者的辐射剂量的优势。

4. 什么叫分子核医学?

答:分子核医学是应用核素示踪技术从分子和细胞水平认识疾病,阐述病变组织受体功能的变化、基因的异常表达、生化代谢变化及细胞信息转导异常等,探索生命现象本质变化规律,为认识正常生理生化过程和病理过程提供新理论和新技术,为临床诊断、治疗和疾病的研究提供分子水平信息的核医学分支学科。

(贾　强)

第二章　放射性药品

学习目标

1. 掌握　临床常用的放射性药品的性质及制备方式，放射性药品的正确使用及不良反应处理。

2. 熟悉　医用放射性核素的性质及来源，临床放射性药品质控方法。

3. 了解　放射性药品的组成、分类和特性，放射性药品的研发现状及未来发展趋势。

重点和难点内容

1. 医用放射性核素的性质及来源。
2. 临床常用的放射性药品的性质及制备方式。

习　题

一、单项选择题

1. 以下关于放射性药物的说法错误的是
   A. 放射性药物由于化学含量较低，一般不具有普通药物一样的药理作用
   B. 正电子放射性药物的体内代谢特征与具有相同结构的非放射性药物不一致
   C. 放射性药物因具有放射性，其稳定性与具有相同化学结构的非放射性药物具有一定差异
   D. 放射性药物同样可能引起过敏反应
2. 关于放射性药物的组成，说法错误的是
   A. 放射性药物一般由放射性核素和被标记的非放射性部分组成
   B. 部分放射性药物可能不含有非放射性部分，仅由放射性核素的单质或其形成的化合物构成
   C. 放射性药品和放射性药物的化学本质有一定区别
   D. 放射性核素理论上可以标记在任何分子上，形成特定的放射性药物
3. 一般无法作为显像使用的放射性药物是
   A. 正电子放射性药物　　B. 单光子放射性药物
   C. 阿尔法粒子放射性药物　　D. 俄歇电子放射性药物
4. 医用放射性核素一般不具有的性质是
   A. 适宜的物理半衰期
   B. 非常稳定的化学性质
   C. 毒性较低
   D. 可方便地获得

5. 关于放射性药物与普通药物的区别，说法**错误**的是
A. 放射性药物都具有放射性
B. 具有放射性的药物一定是放射性药物，按照放射性药物使用进行监管
C. 放射性药物的含量是不恒定的
D. 正电子放射性药物不含有其携带的正电子核素的载体
6. 以下放射性药物中，属于正电子药物的是
A. ^{131}I-MIBG　　B. ^{68}Ga-PSMA
C. ^{99m}Tc-DTPA　　D. ^{111}In- 奥曲肽
7. 下列放射性药物中，可以被用于肺灌注显像的是
A. ^{11}C- 蛋氨酸　　B. ^{99m}Tc- 硫胶体
C. ^{13}N- 氨水　　D. ^{15}O-H_2O
8. 放射性药品通过细胞选择性摄取浓聚的机制，**错误**的是
A. 甲状腺细胞可吸收 I 的特性可用于开发结构类似碘原子的药物
B. 心肌细胞摄取阳离子也可以用于开发心肌显像剂
C. 骨细胞选择性吸附 F 离子和磷酸盐络合物
D. 肾脏吸收 DTPA 络合物是因为肾脏细胞选择性摄取该类药物
9. 关于放射性药物，说法**错误**的是
A. 放射性诊断药物只能用于人体内，无法用于人体外
B. 放射性治疗药物既可通过口服，又可通过注射进入体内
C. 诊断用放射性药物由于半衰期较短，只能在使用场所生产并立即使用
D. 放射性药物的给药途径与普通药物并无差别
10. 关于药物与血浆蛋白结合对药代动力学的影响，说法**错误**的是
A. 减少药物血浆蛋白结合可提升游离药物浓度
B. 药物通过氢键、范德华力等较弱的作用力与血浆蛋白形成可逆结合
C. 药物的浓度不会影响其与血浆蛋白结合
D. 药物与血浆蛋白发生不可逆结合可能与药物毒性有关
E. 药物的性质决定了其与血浆蛋白的结合力
11. $^{99m}TcO_4^-$ 可以用于甲状腺显像的主要原理是利用了
A. 组织器官的选择性吸收
B. 抗原抗体结合反应
C. 微血管阻断
D. 辐射生物效应
12. ^{18}F-FDG 中，*D*- 葡萄糖结构上被放射性 ^{18}F 取代的基团是
A. α 碳上的羟基　　B. β 碳上的羟基
C. γ 碳上的羟基　　D. 五碳 - 氧环中的氧
13. 下列选项中，**不属于**放射性药物用于治疗的生理性机制的是
A. 组织和器官的选择性吸收
B. 抗原抗体结合反应
C. 微血管阻断
D. 辐射生物效应

14. ^{99}Mo-^{99m}Tc 发生器淋洗时，发现淋洗出的 ^{99m}Tc 比预期值高，可能的原因是
A. 负压瓶失去真空　　B. 淋洗间隔超过了 24 小时
C. ^{99}Mo 发生了渗漏　　D. 洗脱针发生了堵塞
15. ^{99m}Tc-MDP 用于骨显像的原理是
A. 离子交换　　B. 药物在体内的房室分布
C. 受体对放射性药物的选择性吸收　　D. 抗原抗体结合反应
16. 放射性药品日常质量控制内容不包含
A. 外观鉴定　　B. 放射化学纯度鉴定
C. pH 测定　　D. 毒性测定

二、多项选择题

1. 对生产出的放射性药物进行质量控制，需要完成的鉴定是
A. 物理鉴定　　B. 化学鉴定
C. 生物学鉴定　　D. 结构鉴定
2. ^{99}Mo-^{99m}Tc 发生器淋洗时，发现淋洗出的 ^{99m}Tc 比预期值高，不可能的原因是
A. 负压瓶失去真空　　B. 淋洗间隔超过了 24 小时
C. ^{99}Mo-^{99m}Tc 发生了渗漏　　D. 洗脱针发生了堵塞
3. 影响 ^{18}F-FDG 合成效率的主要因素有
A. ^{18}O 水　　B. 体系中的水
C. triflate 的质量和数量　　D. 亲核反应的温度
4. 影响核医学显像中图像质量的因素主要有
A. 放射性药物的化学纯度　　B. 放射性药物的放射化学纯度
C. 放射性药物的稳定性　　D. 放射性药物的物理半衰期

三、简答题

1. 简述理想的医用放射性核素发生器的条件。
2. 能够被用于体内诊断的放射性核素主要有哪些特点？
3. 从生理学角度来看，放射性药物用于诊断和治疗的主要机制是什么？请尝试列举。

参考答案

一、单项选择题

1. B　2. C　3. C　4. B　5. B　6. B　7. B　8. D　9. A　10. C
11. A　12. B　13. D　14. C　15. A　16. D

二、多项选择题

1. ABC　2. ABD　3. ABCD　4. ABC

三、简答题

1. 简述理想的医用放射性核素发生器的条件。

答：①母体核素应有足够长的半衰期，以保证制成的发生器有足够长的使用寿命，且要求母体核素易于制备，成本低。②子体核素具有较短的半衰期，能发射适宜于体外探测的中等能量射线（γ、β 射线或特征 X 线），子体核素的衰变产物应为稳定核素或放射性活度很低的长半衰期核素。③子体核素具有活泼的化学性质，其化学形态具有良好的药物学性能，易于制备多种放射性标记化合物。子体与母体的分离完全，子体核素具有高的放射性纯度和放射化学纯

度以及高的比活度。④发生器的结构简单，操作简便、快速、安全。

2. 能够被用于体内诊断的放射性核素主要有哪些特点？

答：①具有良好的显像和示踪性能，或阐明其具备合适的射线能量、半衰期等性能；②放射性药物制备简单、快速，不需要复杂的设备和反应条件；③良好的稳定性，包括化学稳定性、辐射稳定性、标记稳定性、体内稳定性；④毒性尽可能小，具有适宜的比活度；⑤其他要求，包括一些与普通非放射性药物相同的要求。

3. 从生理学角度来看，放射性药物用于诊断和治疗的主要机制是什么？请尝试列举。

答：①组织和器官的选择性吸收；②药物在机体中的"房室"分布；③细胞的吞噬和胞饮作用；④细胞膜的桥梁作用；⑤受体对放射性药物的选择性吸收；⑥微血管阻断；⑦离子交换作用；⑧药物在组织和器官中的弥散作用；⑨抗原抗体结合反应；⑩流经通道；⑪ 辐射的生物效应。

（田　蓉）

第三章　核医学辐射防护

学习目标

1. 掌握　辐射防护的目的和基本原则，以及内外照射防护的措施。

2. 熟悉　辐射生物效应的基本概念，辐射生物效应的形成机制及所产生的后果等；辐射剂量单位。

3. 了解　核医学诊疗的安全性，核医学工作场所的规划、建设及设计原则等，核医学工作场所及工作人员的防护标准及要求，放射性废物的处理原则及方法等。

重点和难点内容

1. 电离辐射生物效应　应该掌握电离辐射生物学效应的基本概念，以及射线通过直接作用于生物大分子和间接通过对细胞内水分子氧化产生的氧自由基对细胞的损伤破坏作用的主要机制；辐射效应发生后可根据不同情况对效应进行分类，包括躯体效应、遗传效应、近期效应、远期效应、确定性效应和随机性效应等。

2. 辐射防护的目的与原则　辐射防护主要目的包括防止有害的确定性效应和限制随机性效应的发生；辐射防护的主要原则包括实践的正当化、防护最优化及个人剂量的限制等。

3. 内照射防护的主要措施　射线一旦进入体内就会对生物体产生照射，因此内照射防护的关键在于预防放射性核素进入体内，主要是要严格遵守各项规章制度与操作要求，避免放射性核素经呼吸道、消化道及皮肤等进入体内。

4. 外照射防护的主要措施　外照射防护主要包括时间、距离及屏蔽防护；通过减少与放射性接触的时间，增加与放射源的距离以及采用适当的屏蔽材料等减少射线对生物体的照射。

习　题

一、单项选择题

1. 为制作防护高能 β 射线的屏蔽，最适宜的材料是

A. 铅玻璃　　B. 有机玻璃　　C. 铅砖
D. 不锈钢　　E. 铁

2. 对半衰期小于 15 天的放射性废物处理的首选方法是

A. 作一般废物倒入垃圾箱　　B. 放置衰变法　　C. 密闭埋藏法
D. 先焚烧再密封埋藏　　E. 稀释法

3. 我国根据 ICRP 的建议，规定职业放射性工作人员受到全身均匀性照射的年剂量当量为

A. 150mSv　　B. 100mSv　　C. 50mSv
D. 20mSv　　E. 10mSv

4. 我国根据 ICRP 的建议，规定公众（非放射性工作者）受到全身均匀性照射的年剂量当量为

A. 15mSv　　B. 10mSv　　C. 5mSv
D. 2mSv　　E. 1mSv

5. 制作 ^{32}P 皮肤敷贴治疗源时，首选的防护屏是
A. 玻璃屏　　B. 有机玻璃屏　　C. 铅玻璃屏
D. 厚塑料屏　　E. 铝屏

6. 关于放射防护的目的与原则，说法错误的是
A. 防止有害的确定性效应　　B. 限制非随机性效应
C. 个人剂量的限制　　D. 实践的正当化
E. 放射防护的最优化

7. 在外照射防护措施中，常使用有机玻璃、铝、塑料等低原子序数作屏蔽材料进行防护的射线是
A. X 线　　B. γ 射线　　C. β 射线
D. 中子　　E. 质子

8. 当放射性金属核素污染皮肤时，去除污染效果最好的方法是
A. 一般洗衣干粉刷洗　　B. 普通肥皂反复擦洗
C. EDTA-Na_2 肥皂擦洗　　D. 有机溶剂清洗
E. 清水冲洗

9. 下列辐射防护原则，错误的是
A. 尽量减少和防止放射性物质通过呼吸道、消化道及皮肤等进入人体
B. 尽可能缩短与放射源接触的时间
C. 不进行放射性相关检查
D. 设置防护屏
E. 尽量增大和放射源的距离

10. 在放射性工作场所，错误的做法是
A. 严格遵守各项规章制度和操作规范
B. 可以适当饮水和进食
C. 定期监测工作场所的放射性污染
D. 穿戴好个人防护用品
E. 操作挥发性放射性药品时要佩戴口罩

11. 内照射危害最大的射线是
A. α 射线　　B. $β^+$ 射线　　C. $β^-$ 射线
D. γ 射线　　E. X 线

12. 针对放射从业人员的眼晶状体年剂量限值为
A. 1mSv　　B. 15mSv　　C. 100mSv
D. 150mSv　　E. 250mSv

二、多项选择题

1. 职业照射人员个人规定的剂量限值是
A. 连续 5 年的年平均有效剂量不得超过 20mSv
B. 任何一年中的有效剂量不得超过 50mSv
C. 眼晶状体的年当量剂量不得超过 150mSv

D. 四肢(手或足)或皮肤的年当量剂量不得超过 500mSv
E. 任何一年中的有效剂量可以超过 50mSv

2. 对射线敏感的组织有
A. 淋巴组织　B. 胸腺　C. 骨髓
D. 胃肠上皮　E. 性腺

3. 关于随机效应,下列说法正确的是
A. 研究对象是群体　B. 主要有致癌效应和遗传效应
C. 是辐射效应和遗传效应　D. 不存在具体阈值
E. 存在具体阈值

4. 外照射防护措施包括
A. 屏蔽防护　B. 空间防护　C. 时间防护
D. 距离防护　E. 无菌操作

5. 正确的内照射防护操作包括
A. 不在放射性核素工作区域饮水或进食
B. 皮肤如有放射性污染,应及时正确进行清洗
C. 分装 ^{131}I 时可以不佩戴口罩
D. 高活室工作人员应佩戴口罩和手套
E. 在放射性工作区域内不进行放射性操作时可以少量饮水

6. 天然本底辐射包括
A. 宇宙射线　B. 地球辐射　C. 内照射
D. X 线　E. 中子

7. 影响内照射生物效应的因素有
A. 吸收剂量　B. 体内分布　C. 有效半衰期
D. 照射范围大小　E. 放射线种类

8. 用于屏蔽 β 和 γ 射线的元素分别是
A. 铝和钨　B. 有机玻璃和铅　C. 钨和铅
D. 塑料和铝　E. 铁和铝

9. 内照射防护的表述正确的是
A. 不在放射性污染区域饮水或饮食
B. 保护皮肤完整,防止放射性从破损皮肤进入
C. 放射性操作时不必佩戴口罩
D. 内照射重在预防,避免放射性物质进入体内
E. 无菌操作

10. 按照效应发生的规律,电离辐射生物学效应可以分为
A. 躯体效应　B. 确定性效应　C. 遗传效应
D. 随机效应　E. 短期效应

三、简答题

1. 简述辐射防护的基本原则。
2. 简述外照射防护的基本措施。
3. 简述内照射防护的基本原则及方法。

4. 简述核医学工作场所的分类。

5. 简述放射性固体废物的处理原则和方法。

参考答案

一、单项选择题

1. B　2. B　3. C　4. C　5. B　6. B　7. C　8. C　9. C　10. B
11. A　12. D

二、多项选择题

1. ABCD　2. ABCDE　3. BD　4. ACD　5. ABD
6. AB　7. BCE　8. AB　9. ABD　10. BD

三、简答题

1. 简述辐射防护的基本原则。

答:辐射防护总的目的是防止有害的确定性效应,限制随机效应的发生率,使之达到可以接受的水平。其基本原则是:①实践的正当化。其所致的电离辐射危害与社会和个人从中获得的利益相比是可接受的。②放射防护最优化。应避免一切不必要的照射。③个人剂量的限制。个人所受照射的剂量当量不应超过限值。

2. 简述外照射防护的基本措施。

答:外照射防护的基本措施主要包括时间防护、距离防护和屏蔽防护。

(1)时间防护:由于外照射的累积照射剂量与照射时间成正比,即受照时间越长,受照射剂量越大,相反,受照时间越短,受照射剂量越小,所以在保证工作质量的前提下,应尽量缩短接触放射性工作的时间,以达到减少受照剂量的目的。

(2)距离防护:由于点状放射源在周围空间某处的辐射剂量率与距放射源距离的平方成反比,故某处与放射源的距离越大,其受照射的剂量率越小,如当距离增大1倍时,剂量率则减少到原来的四分之一。离开放射源越远,人们受到的辐射剂量率就越小,所以在操作时要尽量延长与放射源的距离。

(3)屏蔽防护:射线具有一定的穿透性,但这也意味着可以用适当的材料及适当的厚度对射线进行阻挡。因此,距离防护就是在人与放射源之间设置一道防护屏障,借助物质对射线的吸收减少人体受照射的剂量。

3. 简述内照射防护的基本原则及方法。

答:内照射防护的关键在于防患于未然。内照射防护的基本原则是要采取各种措施,尽可能地隔断放射性物质进入人体的各种途径,即防止放射性核素通过各种途径进入体内。内照射防护的主要措施包括:①防止放射性物质经呼吸道吸入。呼吸道吸入是造成体内放射性污染的主要途径。在这方面的主要措施有增加室内通风、使用通风橱等。一般情况下可佩戴一般口罩或特殊防护口罩。②防止放射性物质经食管进入体内。禁止在工作区或污染区进食或吸烟。注意防止手的污染。③防止放射性物质经体表进入体内,可穿戴一些个人防护器具,如工作服、工作帽、手套和防护鞋等,避免皮肤与放射性物质接触。④防止通过伤口侵入。如遇任何外伤导致皮肤等破裂,可暂时停止接触放射性物质。如必须接触,须做好伤口保护,避免暴露伤口与放射性物质相接触。

4. 简述核医学工作场所的分类。

答:根据中华人民共和国国家职业卫生标准《核医学放射防护要求》(GBZ 120—2020)的

规定，核医学工作场所按日操作最大量放射性核素的加权活度可分为Ⅰ、Ⅱ、Ⅲ类。日操作最大量放射性核素的加权活度 MBq 大于 50 000 为Ⅰ类工作场所；介于 50~50 000 为Ⅱ类工作场所；小于 50 为Ⅲ类工作场所。

5. 简述放射性固体废物的处理原则和方法。

答：应根据核医学实践中产生废物的形态及其中的放射性核素的种类、半衰期等，按放射性废物分类要求将放射性废物进行分类收集和分别处理。按照废物最小化的原则区分放射性废物与解控废物，不能混同处理，尽量控制和减少放射性废物产生量。核医学实践中产生的短寿命放射性废物，应尽量利用贮存衰变的方法进行处理，若放射性废物暂存时间满足要求，经监测辐射剂量率满足所处环境本底水平，可对废物清洁解控并作为医疗废物处理。不能解控的放射性废物，应送交有资质的放射性废物收贮或处置机构进行处理。

（杨卫东）

第四章　核医学非显像设备

学习目标

1. 掌握　闪烁探测器和气体电离探测器的基本组成及工作原理；常用非显像设备，如活度计、器官功能测量仪、γ 计数器和常用辐射防护仪的基本组成、操作流程及质量管理。

2. 熟悉　核医学设备及核射线探测器的分类、各种非显像设备操作注意事项。

3. 了解　闪烁探测器和气体电离探测器及半导体探测器的特性，各种非显像设备的功能特点。

重点和难点内容

1. 闪烁探测器和气体电离探测器的基本组成与工作原理。
2. 放射性活度计的组成、操作流程、注意事项及质量管理。
3. 器官功能测量仪的组成、操作流程、注意事项及质量管理。
4. γ 计数器的组成、操作流程、注意事项及质量管理。
5. 常用的辐射防护仪器个人剂量仪、表面沾污检测仪、环境辐射检测仪原理及使用方法。

习　题

一、单项选择题

【A 型题】

1. 决定核医学设备主要性能的核心部件是
   A. 计算机数据处理系统　　B. 脉冲幅度分析器
   C. 核射线探测器　　D. 机械运动控制系统
   E. 光电倍增管
2. 核医学射线探测器最常用的闪烁晶体是
   A. 锗酸铋晶体　　B. 碘化钠晶体　　C. 硅酸镥晶体
   D. 碲锌镉晶体　　E. 蒽晶体
3. γ 射线与探测器材料相互作用可产生
   A. 电离
   B. 激发
   C. 光电效应、康普顿散射或电子对生成效应
   D. 感光效应
   E. 热释光效应
4. 碘化钠闪烁晶体的特性不包括
   A. 探测效率高

B. 发光衰减时间短,适于高计数状况
C. 原子序数高,对γ射线阻截能力强
D. 不易潮解,不易老化
E. 晶体透明性能好,制备方便

5. 闪烁探测器系统的特性参数“死时间”是指
A. γ光子从出现到消失所用的时间　B. γ光子消失的时间
C. 闪烁探测器停止工作的时间　D. 电子对湮灭的时间
E. 能分辨记录两个独立脉冲的最小时间间隔

6. 维修保养探头时,有关光电倍增管的说法正确的是
A. 通电情况下可以见强光
B. 断电时可以见强光
C. 断电时宜避光保存
D. 发生裸露时应至少避光放置30分钟以上方可通电
E. 和光无关

7. 以气体电离型探测器为探头的非显像核医学设备**不包括**
A. 气体闪烁探测器设备　B. 正比计数管　C. G-M计数管
D. 放射性核素活度计　E. 电离室

8. 放射性活度计的气体电离探测器工作的区域在
A. 盖革-米勒计数区　B. 正比区　C. 有限正比区
D. 饱和区　E. 复合区

9. 放射性活度计的基本误差测量应该用
A. 低能核素标准源　B. 中能核素标准源
C. 高能核素标准源　D. 中能和高能两种核素标准源
E. 低能、中能和高能三种核素标准源

10. 我国现行标准规定,放射性活度计属于强制性检测设备,其检测周期应为
A. 6个月　B. 1年　C. 2年
D. 3年　E. 5年

11. 非显像核医学设备的器官功能测量仪是利用放射性核素示踪技术测量器官功能,可以得到
A. 器官功能曲线和功能参数　B. 放射性示踪剂的空间分布
C. 器官功能代谢的图像　D. 器官的精细解剖结构
E. 器官血流供应图像

12. 目前核医学工作中最常用的器官功能测量仪是
A. 测量心输出曲线和放射性心动图的“核听诊器”
B. 甲状腺功能仪
C. 肾图仪
D. 检测双肺清除功能的肺功能仪
E. 测量大脑各部位血流曲线的脑功能仪

13. 目前我国放射工作人员最常使用的个人剂量仪是
A. 可读式个人剂量报警仪　B. 热释光剂量仪

C. 便携式表面沾污测量仪　　D. 环境辐射测量仪
E. 智能环境辐射测量仪

14. 关于可读式个人剂量报警仪的特点，**错误**的是
A. 大多原理为 G-M 计数管　　B. 可以显示即时的辐射剂量率
C. 可以设置累积剂量的报警阈值　　D. 可以设置不同剂量率的报警阈值
E. 不可以显示累积剂量

15. 我国现行标准规定，对表面沾污测量仪的检测周期应为
A. 3 个月　　B. 6 个月　　C. 1 年
D. 2 年　　E. 5 年

【B 型题】

（16~20 题共用备选答案）
A. 盖革 - 米勒计数管　　B. 工作在饱和区的电离室　　C. 固体闪烁探测器
D. 正比区　　E. 感光型探测器

16. 放射性活度计的工作原理是
17. 便携式表面沾污测量仪大多采用的探测原理是
18. 大多环境辐射检测仪采用的探测器是
19. 正比计数管的工作区域在
20. 放射自显影采用的探测器是

二、多项选择题

1. 核医学设备有多种分类方法，按临床使用目的可分为
A. 放射性活度计　　B. 辐射防护仪　　C. 体外分析仪
D. 体内功能测量仪　　E. 显像设备

2. 核医学探测设备的三个基本构成部分包括
A. 核射线探测系统　　B. 不间断电源
C. 电子学线路　　D. 稳压器
E. 计算机数据处理、显示和储存等附属装置

3. 比较常用的核射线探测器有
A. 气体电离型探测器　　B. 固体闪烁探测器
C. 半导体探测器　　D. 热释光探测器
E. 固体径迹探测器

4. 光电倍增管的基本构成包括
A. 光电阴极
B. 电子光学输入系统（聚焦极和第一倍增极）
C. 二次发射倍增系统
D. X 线球管
E. 阳极

5. 关于盖革 - 米勒计数管，说法正确是
A. 灵敏度高
B. 稳定性好
C. 大多表面沾污检测仪采用的是 G-M 计数管

D. 不能鉴别粒子的类型和能量

E. 分辨时间短,可快速计数

6. 半导体探测器的优势是

A. 位置分辨力高　　B. 能量分辨力高　　C. 脉冲时间短

D. 能量线性好　　E. 受辐射后性能稳定

7. 放射性活度计的功能特点有

A. 测量范围大　　B. 能量响应范围宽

C. 测量速度快　　D. 系统线性和重复性好

E. 几何响应好

8. 有关放射源到准直器的距离,说法正确的是

A. 距离增加,探头的视野变小

B. 距离增加,射线进入探头的比例减少

C. 距离减小,探测灵敏度下降

D. 距离增加,探测空间分辨力下降

E. 距离增加,探测灵敏度上升

9. 放射性测量工作中通常存在的三种误差是

A. 系统误差　　B. 主观误差　　C. 过失误差

D. 试剂误差　　E. 统计误差

10. 热释光剂量仪的优点是

A. 体积小　　B. 灵敏度高　　C. 测量精度高

D. 重复性好　　E. 发光材料可重复使用

三、简答题

1. 简述放射性活度计的质量控制与质量管理。

2. 简述器官功能测量仪的组成与工作原理。

参考答案

一、单项选择题

【A型题】

1. C　2. B　3. C　4. D　5. E　6. C　7. A　8. D　9. E　10. C

11. A　12. B　13. B　14. E　15. C

【B型题】

16. B　17. A　18. C　19. D　20. E

二、多项选择题

1. ABCDE　2. ACE　3. ABCD　4. ABCE　5. ABCD

6. ABCD　7. ABCDE　8. BD　9. ACE　10. ABCDE

三、简答题

1. 简述放射性活度计的质量控制与质量管理。

答:放射性活度计是核医学工作中常用的计量设备,测量结果的准确性直接影响临床的诊断效能或治疗效果,因此质量控制与质量管理非常重要。

(1)制订设备使用和测量过程的标准化流程,建立设备的日常维护维修记录。

（2）每天工作前测量本底，每个月测量稳定性一次。如果本底过高应分析原因：如果是样品托被污染，应取出放置衰变至本底水平后方可再使用；如果是设备故障，则应停止使用，联系维修。

（3）样品在测量井中的位置（高度）对测量结果有一定的影响，样品离井口越近，探测效率越低。因此体积大的样品探测效率低于体积小的样品。另外需要注意样品的盛装容器，尽量选用原子序数较低的物质，否则会因衰减而测量值偏低。

（4）移动仪器或进行维护时要小心，电离室很重，为了提供所需的灵敏度，电离室壁很薄，里面充满了高压气体，因此一定要避免机械晃动或任何形式的震动。

（5）按照国家现行有关规定，活度计属于强制性检验仪器，必须由具有资质的第三方检测机构至少每2年检测一次，鉴定合格方可继续使用。

2. 简述器官功能测量仪的组成与工作原理。

答：器官功能测量仪的主要结构包括探头、电子学线路（放大器、脉冲高度分析器、计数器等）及附属装置机械传动系统、控制系统、计算机储存显示系统等。

工作原理：引入体内的示踪剂以一定的机制聚集在靶器官中，放射性核素发出的γ射线经准直器进入闪烁探测器转换成电信号，再经放大器、脉冲高度分析器进行处理，最后通过计数器送入计算机显示和存储，最终可生成器官的功能参数或功能曲线。

（杜晓光）

第五章　核医学显像设备

学习目标

1. 掌握　核医学设备的基本成像原理；SPECT/CT 和 PET/CT 设备结构及显像原理；核医学分子影像学的概念；影像组学的概念。

2. 熟悉　γ 照相机的基本结构及工作原理；SPECT/CT 和 PET/CT 的质量控制及性能评价；核医学分子影像学的特点。

3. 了解　PET/MR 的基本结构和显像原理；核医学设备的最新发展方向；影像组学的标准操作流程；核医学分子影像的前沿应用。

重点和难点内容

1. SPECT/CT 和 PET/CT 的设备结构和显像原理。
2. 核医学分子影像学的概念、特点及前沿应用。
3. 影像组学的概念和标准操作流程。

习　　题

一、单项选择题

1. 以下分子影像成像技术中属于放射性核素成像技术的是
   A. SPECT　B. MR　C. CT
   D. 光声成像　E. 生物发光成像
2. 被广泛应用于前列腺癌患者的诊断、分期和治疗的核医学分子成像是
   A. ^{99m}Tc-3P-RGD2 SPECT 分子成像　B. ^{89}Zr-pertuzumab PET 分子成像
   C. ^{68}Ga-PSMA-11 PET 分子成像　D. ^{89}Zr-atezolizumab PET 分子成像
   E. ^{18}F-FAPI-04 PET 分子成像
3. 在 γ 照相机中将微弱的光信号转换成电流脉冲的能量转换装置是
   A. 闪烁晶体　B. 光导　C. 光电倍增管
   D. 脉冲高度分析器　E. 放大器
4. 适用于 150~350keV 核素显像的准直器是
   A. 低能准直器　B. 中能准直器
   C. 高能准直器　D. 孔间壁厚约 0.3mm 的准直器
   E. 孔间壁厚约 2.0mm 的准直器
5. 能选择性记录探测器输出的特定高度电脉冲信号的电子学线路装置是
   A. 闪烁晶体　B. 光导　C. 光电倍增管
   D. 脉冲高度分析器　E. 放大器

6. PET 的组成**不包括**

A. 机架　　B. 扫描床

C. 电子柜　　D. 操作工作站及分析工作站

E. 管球

7. γ 照相机和 SPECT 的探头常用的闪烁晶体为

A. BGO 晶体　　B. LSO 晶体　　C. LYSO 晶体

D. ^{68}Ge　　E. NaI(Tl)晶体

8. 将 γ 光子的能量转化为荧光光子的装置是

A. 闪烁晶体　　B. 光导　　C. 光电倍增管

D. 脉冲高度分析器　　E. 放大器

9. 新型数字化 PET 具有高灵敏度优势，而 MR 具有高软组织分辨能力，PET 与 MR 强强联合，使 PET/MR 具备很多技术优势，以下**不正确**的是

A. 更好的软组织分辨力

B. 更好的辐射安全性

C. 更快的扫描速度

D. 更适合神经系统和儿童肿瘤领域的临床应用

10. PET/MR 由 PET 和 MR 相整合而得，其设备机架结构的主要组成部分**不包括**

A. PET 探测器　　B. MR 射频线圈

C. MR 磁体梯度　　D. 体部线圈

11. 核医学分子成像借助放射性核素标记的化合物作为分子成像探针(或称放射性药物)，实现分子水平的靶向成像和核素治疗，其重要的理论基础为“分子识别”。分子识别指

A. 抗原与抗体的结合、受体与配体的结合

B. 反义探针与癌基因的识别、酶和底物的识别

C. 多肽或小分子类化合物与相应靶蛋白 / 细胞的结合

D. 以上均正确

12. 利用具有治疗作用的放射性核素标记靶向亲和组件，能够研发“诊疗一体化”的核医学分子成像探针。以下放射性核素中**不具备**治疗作用的是

A. ^{177}Lu　　B. ^{18}F

C. ^{32}P　　D. ^{131}I

13. 核医学分子影像学特点，正确的是

A. 拥有种类繁多的放射性核素分子成像探针或放射性药物

B. 相较于其他分子成像技术，放射性核素作为分子成像探针的信号组件，其灵敏度极高

C. 核医学分子影像的一个重要特点是“诊疗一体化”

D. 以上均正确

14. 分子影像在药物开发过程中发挥着重要作用，一个药物研究项目大致可分为药物可作用分子靶点确认、先导化合物筛选、临床前试验、临床试验、部门批准五个阶段。其中，观察药物在动物体内的药理、药效、药物代谢以及毒理作用等方面的特性的阶段是

A. 药物可作用分子靶点确认　　B. 先导化合物筛选

C. 临床前试验　　D. 临床试验

15. 在采集完各个轴向的投影图像后，要得到断层图像，就必须经过

A. 归一化校准　　B. 井型计数器校准
C. 图像重建　　D. 衰减校正
E. 符合计时校准

二、多项选择题

1. 放射性核素是目前应用最多的一类核医学分子成像探针信号组件，利用一些具有治疗作用的放射性核素标记的靶向亲和组件，还能够研发诊疗一体化分子成像探针。以下几种放射性核素中**不具备**治疗作用的是

A. ^{177}Lu　　B. ^{18}F　　C. ^{32}P
D. ^{131}I　　E. ^{11}C

2. 影像组学的基本流程包括

A. 影像数据采集　　B. 图像分割与重建
C. 特征提取、选择和量化　　D. 数据库构建
E. 分类和预测

3. 分子影像在精准医学中的作用体现在如下方面，描述正确的是

A. 可视化疾病恶性生物学行为分子机制
B. 筛选精准治疗优势人群
C. 在体精准评价药效学和药代动力学，用于优化剂量方案
D. 早期精准评估治疗疗效，指导治疗策略的实施和建立
E. 基于分子影像的疾病精准手术治疗以及诊疗一体化

4. PET/MR 在肿瘤显像应用中的特点包括

A. 肿瘤的早期探查　　B. 肿瘤的准确诊断
C. 治疗选择和疗效评估　　D. 以上都不是

5. 关于 PET/MR 使用的衰减校正技术正确的是

A. 使用组织分割方法
B. 使用图集法
C. 基于 MR 的组织分割法在骨骼和空气较多的区域使用，衰减校正效果不会存在较大的偏差
D. PET/MR 在临床应用中采用超短回波序列（ultrashort echo time，UTE），可以将颅脑组织分割为头皮层、颅骨、软组织和空气四部分

三、简答题

1. γ 照相机的探头主要由哪三部分组成，各部分的功能是什么？
2. 什么是 SPECT，它与 γ 照相机的主要差别是什么？
3. PET 扫描仪主要由哪些部分组成？
4. 数字型 PET 和模拟型 PET 有何差别？
5. 简述核医学分子影像的前沿应用。

参考答案

一、单项选择题

1. A 【解析】核医学分子影像概念中提到，放射性核素成像技术是利用放射性药物，基

于其示踪原理和电离辐射生物效应为前提的。因而，上述几种成像方法中，只有 SPECT 需要借助单光子放射性核素药物才能实现成像。

2. C 【解析】^{68}Ga-PSMA-11 为前列腺特异性膜抗原靶向放射性药物。

3. C

4. B

5. D

6. E

7. E 【解析】^{68}Ge 是棒源，不是晶体，BGO、LSO、LYSO 是 PET 闪烁晶体。

8. A

9. C

10. D

11. D

12. B

13. D

14. C

15. C

二、多项选择题

1. BE　2. ABCDE　3. ABCDE　4. ABC　5. ABD

三、简答题

1. γ 照相机的探头主要由哪三部分组成，各部分的功能是什么？

答：γ 照相机的探头主要由探测晶体、准直器和光电倍增管组成。探测晶体的作用是将入射的 γ 光子（不可见光）转化为荧光光电子（可见光）。准直器的作用是确定 γ 光子的入射位置及方向。光电倍增管是将光电子通过信号放大转化为电脉冲。

2. 什么是 SPECT，它与 γ 照相机的主要差别是什么？

答：单光子发射计算机断层显像仪（SPECT）是在 γ 照相机的基础上发展起来的，具有断层显像功能的一种单光子显像设备，是 γ 照相机与电子计算机技术相结合的一种核医学显像仪器。它在 γ 照相机的基础上引入了滑环技术（该技术使围绕身体长轴进行多角度显像成为可能）和计算机数学重建方法（该方法可使多个角度的平面图像转化为断层图像），而将仅能行平面显像的 γ 照相机拓展成为具有断层能力的核医学显像设备。

γ 照相机仅能行平面显像，而 SPECT 既能行平面显像又能行断层显像。

3. PET 扫描仪主要由哪些部分组成？

答：PET 扫描仪是 PET 最重要的部分，由 PET 探测器、射线屏蔽装置、事件探测系统（event detection system）、符合线路（coincidence circuitry）及激光定位器等组成，主要功能为数据采集。

4. 数字型 PET 和模拟型 PET 有何差别？

答：γ 光子照射到晶体产生的光电子必须通过光电转换及信号放大成为电脉冲才能进行进一步处理。模拟型 PET 实现此功能的是 PMT，其光电转换模式为多对多耦合。数字型 PET 主要采用 SiPM，是由盖革模式的雪崩二极管阵列组成，通过将尺寸非常小（毫米级）的微单元按一定阵列排列整合成一块薄板与晶体微型块相连，可实现对小晶体全覆盖，其光电转换模式为一对一耦合。与 PMT 相比，SiPM 对入射 γ 光子具有更好的定位精度和灵敏度，并可与磁共振相兼容。

5. 简述核医学分子影像的前沿应用。

答：核医学技术是最早应用于分子影像学的成像技术，也是为数不多的进入临床应用阶段的分子成像技术。核素分子成像技术目前已成为医学研究的强有力工具。其在精准医学、转化医学及新药研发领域都有诸多前沿应用，为恶性肿瘤、心血管系统以及神经精神等疾病的诊断和治疗方面提供了前沿的技术方法及手段。

（吴湖炳　陈曙光　孙夕林）

第六章　回旋加速器

学习目标

1. 掌握　医用回旋加速器的基本工作原理和回旋加速器的基本组成；磁场系统、射频系统、离子源系统、束流引出系统、靶系统、真空系统、冷却系统、自屏蔽系统的作用。

2. 熟悉　回旋加速器各系统、环境及配套设备的维护和保养。

3. 了解　回旋加速器的主要性能参数、常见故障和检修方法以及回旋加速器的发展。

重点和难点内容

1. 医用回旋加速器基本工作原理　离子源系统产生的负氢离子（离子源）在离子源偏压作用下被推至离子源通道并进入加速区域。在加速区域，负离子束流在磁场（D型盒）的作用下不断发生偏转，在高频作用下不断获得能量而加速。加速后，束流的运动半径也随之增大，其运动轨迹类似于螺旋形。获得加速的负离子束流到达提取半径后，通过碳膜（提取膜）时，其与氢核结合松散的两个电子被剥离，束流从负电性变成正电性，它所受到的磁场作用力的方向发生转变，从而带正电荷的束流转向出口飞行并轰击靶，产生带正电的放射性核素。

2. 磁场系统　为加速粒子提供向心力——洛伦兹力，包括上下磁轭、线路极片、磁场线圈及磁场电源等，其作用就是提供偏转力使束流维持在上、下磁极之间中心平面的准环形轨迹上。

3. 射频系统　为加速器提供高频振荡电压，它主要有两个功能：一是从离子源中提取离子进行加速；二是对离子运行一周提供加速电压。

4. 离子源系统　提供被加速的带电离子，采用内置离子源技术。离子源系统包括冷阴极离子源、离子源电源和气体管理系统等。冷阴极离子源又称潘宁离子源，是应用潘宁放电原理研制的离子源。潘宁放电是电子在电场和磁场共同作用下呈螺旋形运动，大量电子受磁场约束，以滚轮线的形式贴近阳极筒旋转，形成一层电子云。运动的电子与中性气体分子发生电离碰撞能够产生离子。

5. 束流引出系统　作用是将加速到一定能量的粒子束流引到靶体上，与装载的靶料产生核反应。

6. 靶系统　是指能提供靶料发生核反应，并能将核反应产物（靶产物）高效率传输到合成器的部件。

7. 真空系统　为加速粒子的轨道空间提供高真空条件：一方面降低加速束流与气体分子的碰撞丢失；另一方面对高频高压电场提供绝缘条件，避免放电干扰。

8. 冷却系统　主要包括水冷却系统、风冷却系统及氦冷却系统。回旋加速器运行中要产生大量的热，必须由冷却系统及时排除。

9. 自屏蔽系统　位于加速器周围，能吸收各种形式的辐射，包括快中子、瞬发高能射线以及活化物质产生的射线等。

习 题

一、单项选择题

【A 型题】

1. 经典的劳伦斯回旋加速器的核心部件为
   A. 离子源　B. 碳膜　C. 磁铁
   D. 靶　E. D 形盒
2. 经典的劳伦斯回旋加速器粒子加速的最高能量为
   A. 10MeV　B. 20MeV　C. 30MeV
   D. 40MeV　E. 50MeV
3. 现代医用回旋加速器多采用的调变磁场技术为
   A. 直边扇形　B. 螺旋扇形　C. 分离扇形
   D. 合成扇形　E. 椭圆形
4. 回旋加速器磁场系统中每一磁极含有磁嵴的个数为
   A. 1　B. 2　C. 3
   D. 4　E. 5
5. 可作为生产 ^{18}F 原料的是
   A. ^{18}O　B. ^{16}O　C. ^{15}O
   D. ^{17}F　E. ^{19}F
6. 束流引出系统用剥离碳膜引出束流，其效率可以接近
   A. 60%　B. 70%　C. 80%
   D. 90%　E. 100%
7. 靶系统中靶体的冷却方式是
   A. 氦气冷却　B. 氧气冷却　C. 氮气冷却
   D. 水冷却　E. 空气冷却
8. 靶系统中靶室窗与真空窗的冷却方式是
   A. 氦气冷却　B. 氧气冷却　C. 氮气冷却
   D. 水冷却　E. 空气冷却
9. 靶系统中气体靶的靶室材料通常是
   A. 铜　B. 铝　C. 铌
   D. 金　E. 银
10. 回旋加速器一级水冷却系统使用
    A. 自来水　B. 去离子水　C. 玻璃水
    D. 防冻液　E. 富氧水
11. 回旋加速器二级水冷却系统使用
    A. 自来水　B. 去离子水　C. 玻璃水
    D. 防冻液　E. 富氧水
12. 回旋加速器完整的诊断系统探测器个数是
    A. 1　B. 2　C. 3
    D. 4　E. 5

【B 型题】

（13~17 题共用备选答案）

A. 卢瑟福　　B. 劳伦斯　　C. 利文斯顿
D. 托马斯　　E. 潘宁

13. 实现了历史上第一个人工核反应的是
14. 首先提出回旋加速器理论的是
15. 与劳伦斯共同研制出世界上第一台回旋加速器的是
16. 提出等时性回旋加速器理论的是
17. 冷阴极离子源放电原理的提出者是

（18~22 题共用备选答案）

A. 立式回旋加速器　　B. 正离子回旋加速器
C. 负离子回旋加速器　　D. 单粒子加速器
E. 多粒子加速器

18. 加速粒子带正电荷的加速器是
19. 加速粒子带负电荷的加速器是
20. 仅加速单一的带电粒子的加速器是
21. 加速两种及以上的带电粒子的加速器是
22. 粒子加速平面垂直于地平面的加速器是

二、多项选择题

1. 回旋加速器生产的正电子核素包括
A. ^{18}F　　B. ^{11}C　　C. ^{13}N
D. ^{15}O　　E. ^{99m}Tc
2. 回旋加速器包括
A. 磁场系统　　B. 射频系统　　C. 离子源系统
D. 束流引出系统　　E. 靶系统
3. 回旋加速器磁场系统包括
A. 上磁轭　　B. 下磁轭　　C. 线路极片
D. 磁场线圈　　E. 磁场电源
4. 离子源系统包括
A. 冷阴极离子源　　B. 离子源电源　　C. 固体管理系统
D. 液体管理系统　　E. 气体管理系统
5. 射频系统“假 D 形”电极结构的优点有
A. 加速电压为经典双 D 电极的一半
B. 为离子源、束流探测和束流引出等装置提供空间
C. 放入磁谷中，降低磁极间隙，节省磁铁和功率消耗
D. 对地电容小，储能较低
E. 对地电容大，储能较高
6. 回旋加速器靶的结构，按靶产物可以分为
A. 氟靶　　B. 碳靶　　C. 氮靶
D. 氧靶　　E. 氘靶

7. 回旋加速器冷却系统包括

A. 氦冷却系统　　B. 氧冷却系统　　C. 氮冷却系统

D. 水冷却系统　　E. 氢冷却系统

8. 回旋加速器的主要性能参数包括

A. 磁钢度　　B. 粒子的能量

C. 粒子束流的品质参数　　D. 自屏蔽

E. 双束流打靶

9. 回旋加速器故障产生的原因,下列说法正确的是

A. 造成不合格的产品出厂,容易出现故障

B. 正常性损耗不及时处理,容易出现故障

C. 安装调试不当,容易出现故障

D. 操作使用不当,容易出现故障

E. 只要保养维护及时,就不会出现故障

10. 回旋加速器常用的检修方法有

A. 控制台面板法　　B. 观察感触法　　C. 切割排除法

D. 对比替换法　　E. 软件测试法

三、简答题

1. 简述医用回旋加速器的基本工作原理。
2. 简述射频系统"假D形"电极结构的优缺点。
3. 简述冷阴极离子源的设计原理。
4. 简述回旋加速器中水冷却系统设计方案。
5. 简述回旋加速器完整的诊断系统组成。

参考答案

一、单项选择题

【A型题】

1. E　2. B　3. C　4. D　5. A　6. E　7. D　8. A　9. B　10. A
11. B　12. C

【B型题】

13. A　14. B　15. C　16. D　17. E　18. B　19. C　20. D　21. E　22. A

二、多项选择题

1. ABCD　2. ABCDE　3. ABCDE　4. ABE　5. BCD
6. ABCD　7. AD　8. ABCDE　9. ABCD　10. ABCDE

三、简答题

1. 简述医用回旋加速器的基本工作原理。

答:离子源系统产生的负氢离子(离子源)在离子源偏压作用下被推至离子源通道并进入加速区域。在加速区域,负离子束流在磁场(D型盒)的作用下不断发生偏转,在高频作用下不断获得能量而加速。加速后,束流的运动半径也随之增大,其运动轨迹类似于螺旋形。获得加速的负离子束流到达提取半径后,通过碳膜(提取膜)时,其与氢核结合松散的两个电子被剥离,束流从负电性变成正电性,它所受到的磁场的作用力的方向发生转变,从而带正电荷的

束流转向出口飞行并轰击靶,产生带正电的放射性核素。

2. 简述射频系统"假D形"电极结构的优缺点。

答:优点:①为离子源、束流探测和束流引出等装置提供空间;②放入磁谷中,降低磁极间隙,节省磁铁和功率消耗;③对地电容小,储能较低。

缺点:加速电压为D电极与接地的假D形电极之间的电压,只有经典双D电极的一半。

3. 简述冷阴极离子源的设计原理。

答:冷阴极离子源又称潘宁离子源,是应用潘宁放电原理研制的离子源。潘宁放电是电子在电场和磁场共同作用下呈螺旋形运动,大量电子受磁场约束,以滚轮线的形式贴近阳极筒旋转,形成一层电子云,运动的电子与中性气体分子发生电离碰撞能够产生离子。

4. 简述回旋加速器中水冷却系统设计方案。

答:水冷却系统由两个彼此独立的单元组成,即一级水冷却系统和二级水冷却系统。一级水冷却系统为常规的水冷机组,可使用自来水,根据运行需求,需要常年制冷。二级水冷却系统为加速器内循环结构,此部分对水的电导率要求较高,通常都使用去离子水,主要用于冷却磁体、射频、离子源及靶体等,所产生的热量交换给一级水冷却系统带走,以达到系统降温的目的。

5. 简述回旋加速器完整的诊断系统组成。

答:完整的诊断系统由三个探测器和一个束流分析器组成。一个探测器位于加速器内靠近中心区的轨道上方,可伸出探测(有些回旋加速器的诊断系统不完整,没有此探测器);另一个探测器是束流出口处的上下准直器上(或束流引出碳膜上)的电流计;第三个探测器是束流出口处"闸门"上(或靶上)的电流计。束流分析器接收和分析各个探测器的信息,并发出相应的调节指令。

(董艳军)

第七章　内分泌系统检查技术

学习目标

1. 掌握　甲状腺摄 ^{131}I 率测定的检查方法，甲状腺显像的图像采集与处理、注意事项；甲状旁腺显像图像采集；甲状腺癌转移灶 ^{131}I 显像图像采集和患者准备；肾上腺髓质显像的图像采集和患者准备。

2. 熟悉　甲状腺摄 ^{131}I 率测定的放射性药物和适应证；甲状腺显像放射性药物；甲状旁腺显像患者准备与注意事项；肾上腺髓质显像的准备。

3. 了解　肾上腺髓质显像适应证；^{99m}Tc(Ⅴ)-DMSA 显像的适应证、患者准备和采集条件。

重点和难点内容

1. 甲状腺显像　正常甲状腺组织具有很强的选择性摄取和浓聚碘、锝的能力。将其引入体内后，即可被有功能的甲状腺组织所摄取，在体外用显像仪（γ 相机或 SPECT）探测其所发出的 γ 射线在甲状腺组织内的分布情况，即可观察甲状腺的位置、形态、大小及功能状态。

2. 甲状旁腺显像　^{201}Tl 和 ^{99m}Tc-MIBI 能被功能亢进或增生的甲状旁腺组织摄取，而正常的甲状旁腺组织摄取极低。^{201}Tl 和 ^{99m}Tc-MIBI 在甲状旁腺细胞内聚集的机制可能与病变局部血流增加、组织功能亢进及 Na^+-K^+-ATP 酶活性增高有关。同时，^{201}Tl 和 ^{99m}Tc-MIBI 也能被正常的甲状腺组织摄取。$^{99m}TcO_4^-$ 只能被甲状腺组织摄取，而不能被甲状旁腺摄取。通过计算机图像处理的减影技术，将 ^{201}Tl 或 ^{99m}Tc-MIBI 的图像减去 $^{99m}TcO_4^-$ 的图像，即可获得甲状旁腺影像。

此外，^{99m}Tc-MIBI 能同时被正常甲状腺组织和功能亢进的甲状旁腺组织摄取，但其从亢进的甲状旁腺组织的洗出速度比正常甲状腺组织慢，通过双时相法（double phase study），将早期影像和延迟影像进行比较，可获得功能亢进的甲状旁腺病灶影像。

3. 肾上腺髓质显像　肾上腺髓质能合成和分泌肾上腺素和去甲肾上腺素，分泌后的去甲肾上腺素在酶的作用下通过再摄取方式进入肾上腺髓质嗜铬细胞的胞囊中储藏。间位碘代苄胍（MIBG）是去甲肾上腺素（NE）的类似物，同样可被肾上腺髓质的嗜铬细胞摄取；因此用 ^{131}I 或 ^{123}I 标记的 MIBG 可使肾上腺髓质显影。在体外用 γ 照相机或 SPECT 即可进行肾上腺髓质显像，从而可进行嗜铬细胞瘤的定位诊断、恶性嗜铬细胞瘤转移范围的确定及疗效观察、嗜铬细胞瘤术后残留病灶或复发病灶的探测及肾上腺髓质增生的辅助诊断。

习　题

一、单项选择题

1. 甲状腺摄 ^{131}I 率测定利用的是

A. γ 射线　　　　B. β 射线

C. α射线　　D. γ射线和β射线

E. 以上都是

2. 下列关于甲状腺摄^{131}I率测定叙述错误的是

A. 患者进行甲状腺^{131}I摄取率测定，须在空腹条件下口服^{131}I

B. Na^{131}I溶液或者胶囊在使用前应进行剂量校对

C. 颈模的高度、患者甲状腺的位置在不同的测量时间点不需要一致

D. 该项检查使用Na^{131}I溶液或胶囊

E. 在服药后2、4、24h（或2、6、24h）分别测量甲状腺部位的放射性计数

3. 以下关于甲状腺摄^{131}I率测定注意事项表述错误的是

A. 测定前必须停用一定时间含碘药物及食物后方可进行此项检查

B. 妊娠妇女及哺乳期均禁用此检查

C. 近期内做过放射性核素检查者不能做此项检查

D. 摄^{131}I率测定也可以采用两个时间点，但应包括24h摄^{131}I率

E. 若短期内同一患者重复测量摄^{131}I率，要在口服^{131}I溶液前先测定甲状腺部位^{131}I残留本底，计算时予以扣除

4. 以下关于甲状腺摄^{131}I率测定检查方法错误的是

A. 开机预热30min以上，测量30~60s本底计数

B. 确保周围环境没有放射污染，带药候检患者要远离检查室

C. 将相等活度的Na^{131}I溶液或胶囊加入试管，放进专用颈模内，测量相同时间的标准源计数

D. 受检者服药后分别于2、4、24h（或2、6、24h）将甲状腺对准探头固定位置，每次检测时的探测位置应尽量一致，以保证可比性

E. 以时间为纵坐标，以甲状腺摄^{131}I率为横坐标作图，绘制甲状腺摄^{131}I率曲线

5. 甲状腺合成甲状腺素需要

A. 钙　　B. 钾　　C. 碘

D. 镁　　E. 铁

6. 过氯酸钾释放试验对碘有机化明显障碍的诊断标准为

A. 释放率>20%　　B. 释放率>40%

C. 释放率>50%　　D. 释放率<40%

E. 释放率<50%

7. 对于在颈部行常规甲状腺显像，未见甲状腺显影，结合X线、CT等其他影像检查疑有异位甲状腺的患者，须确诊异位甲状腺时，应选择

A. $^{99m}TcO_4^-$甲状腺血流动态显像

B. Na^{131}I异位甲状腺显像

C. ^{99m}Tc-MIBI甲状腺亲肿瘤显像

D. 甲状腺激素抑制显像

E. ^{99m}Tc-MDP

8. 诊断嗜铬细胞瘤目前最常见的显像剂是

A. ^{99m}Tc-红细胞

B. ^{131}I-间位碘代苄胍（^{131}I-MIBG）

C. ^{99m}Tc-间位碘代苄胍（^{99m}Tc-MIBG）
D. ^{131}I-碘代胆固醇
E. $Na^{131}I$

9. 下列关于临床常用的甲状腺显像剂说法正确的是
A. ^{131}I供应充足，需要回旋加速器生产，价格昂贵，但半衰期较短，能量适中，对患者辐射剂量小，是理想的甲状腺显像剂
B. ^{131}I一般不用于诊断甲状腺癌转移灶
C. ^{123}I只发射γ射线，半衰期较长，射线能量较高，患者吸收剂量较大，故较少用于常规显像，适合用于诊断异位甲状腺
D. $^{99m}TcO_4^-$具有半衰期短、能量适中、发射单一γ射线的特点，且容易得到，价格便宜，目前临床上多使用$^{99m}TcO_4^-$进行常规甲状腺显像
E. $^{99m}TcO_4^-$和^{131}I同属卤族元素，能被甲状腺摄取，因此$^{99m}TcO_4^-$较常用于诊断异位甲状腺

10. 下列关于甲状腺显像患者准备及给药方法中**错误**的是
A. 长期服用甲状腺激素、碘制剂及过量使用含碘造影剂等会影响甲状腺对^{131}I的摄取
B. 儿童及摄^{131}I率低于正常的患者应使用^{131}I作显像剂
C. 由于^{131}I及^{123}I可以自由通过胎盘屏障进入胎儿血液循环，且可以由乳汁分泌，所以妊娠和哺乳的妇女禁用此检查
D. 妊娠和哺乳期妇女禁用^{131}I及^{123}I检查
E. $^{99m}TcO_4^-$显像时，无需特殊准备，静脉注射

11. 异位甲状腺诊断常使用的显像剂为
A. ^{131}I　　B. $^{99m}TcO_4^-$　　C. ^{125}I
D. ^{131}I-MIBG　　E. ^{99m}Tc-MIBI

12. 以下关于甲状腺显像采集技术要点**错误**的是
A. 患者检查时应除去颈区饰品及遮蔽物，以避免对显像结果造成影响
B. 使用平行孔准直器时，探头尽可能贴近患者，以保证分辨力
C. 使用针孔准直器时，调整距离以使靶器官影像占据视野的80%，一般情况下所有患者都使用一致的探测距离，可以方便进行患者甲状腺大小的对比
D. 采集视野可以包含颌下腺、腮腺等参照影像
E. 采集图像疑似食管显影，应让患者禁食后再次显像加以鉴别

13. 诊断甲状腺癌转移病灶常使用的显像剂是
A. ^{125}I　　B. ^{123}I　　C. $^{99m}TcO_4^-$
D. ^{131}I　　E. ^{127}I

14. 下列关于甲状腺显像放射性药物学叙述正确的是
A. 正常甲状腺组织具有很强的选择性摄取和浓聚碘、锝等的能力。将其引入体内后，即可被有功能的甲状腺组织所摄取，在体外用显像仪探测其所发出的β及γ射线在甲状腺组织内的分布情况，即可观察甲状腺的位置、形态、大小及功能状态
B. $^{99m}TcO_4^-$进行甲状腺显像时，无须特殊准备，一般口服给药
C. ^{131}I或^{123}I显像前的准备同甲状腺摄^{131}I率测定

D. ^{123}I 使用方便，供应充足，目前国内常作为甲状腺异位甲状腺诊断的显像剂
E. ^{131}I 具有半衰期短、能量适中、能发出 γ 射线的特点，常用于甲状腺显像

15. 甲状腺显像图中甲状腺弥漫性增大可见于
A. 甲状腺囊肿　B. Graves 病
C. 甲状腺癌　D. 甲状腺腺瘤
E. 先天甲状腺一叶缺损

16. 不属于甲状腺显像中甲状腺结节影像表现的是
A. 热结节　B. 温结节
C. 凉结节　D. 混合结节
E. 冷结节

17. 下列关于甲状腺显像的临床应用说法错误的是
A. 甲状腺结节大小、形态的观察　B. 甲状腺结节穿刺前的定位
C. 甲状腺性质的鉴别　D. 异位甲状腺诊断
E. 寻找甲状腺癌的转移灶

18. 下列关于甲状腺动态显像的说法正确的是
A. 常用显像剂为 ^{123}I
B. 将放射性核素经静脉注射后，体外探测仪对随动脉血流流经甲状腺的示踪剂的流量、流速，以及被甲状腺摄取的情况进行动态显像，获得显像剂在甲状腺部位分布稳定后的显像结果
C. 采用非“弹丸”方式肘静脉注射给药
D. 常用的显像剂是 ^{131}I
E. 通常与甲状腺静态显像或肿瘤阳性显像依次进行

19. 下列关于甲状腺动态显像采集技术要点错误的是
A. 使用平行孔准直器时探头尽可能贴近患者，以保证分辨力
B. 患者注药前应去除衣物对注药肢体的束缚，以免造成放射性药物滞留
C. 与患者沟通好，检查全过程头颈部不能移动
D. Zoom 系数以靶器官的影像占据视野的 50% 为参照，适当调整
E. 弹丸式注射时，宜选择肘静脉较大的静脉血管，显像剂的体积应小于 1ml，推注药物时应先推药再松止血带，一般不选用留置针注射，以保证“弹丸”注射的质量。如甲状腺有结节，则取对侧肘静脉注射显像剂

20. 不能用于甲状旁腺显像的放射性核素是
A. ^{99m}Tc-MIBI　B. ^{131}I-MIBG　C. $^{99m}TcO_4^-$
D. ^{18}F-FCH　E. ^{201}Tl

21. 甲状旁腺显像不能选用的显像方式是
A. ^{99m}Tc-MIBI 双时相法
B. ^{201}Tl 和 $^{99m}TcO_4^-$ 双核素减影法
C. ^{99m}Tc-MIBI/$^{99m}TcO_4^-$ 减影法
D. ^{201}Tl 双时相法
E. ^{18}F-FCH PET/CT 显像

22. 临床最常用的甲状旁腺显像方法是

A. ^{99m}Tc-MIBI 双时相法
B. ^{18}F-FCH PET/CT 显像
C. ^{99m}Tc-MIBI/$^{99m}TcO_4^-$ 减影法
D. ^{201}Tl 和 $^{99m}TcO_4^-$ 双核素减影法
E. 以上均不正确

23. 下列关于 ^{99m}Tc(V)-DMSA 的正常影像叙述正确的是
A. 显像剂主要经肾脏排泄,除膀胱外全身各器官中肾脏放射性浓聚最多
B. 头、颈部以口腔最强
C. 正常甲状腺可以摄取
D. 胸部以食管最强
E. 女性乳房区无摄取

24. 下列关于甲状旁腺显像伪影的处理说法**错误**的是
A. 甲状腺恶性肿瘤病灶亦可摄取 ^{201}Tl 或 ^{99m}Tc-MIBI,导致局限性放射性浓聚,应注意甄别
B. 对疑有甲状旁腺异位者显像的范围适当加大或增加胸部的显像。在分析结果时,应注意排除胸部疾病,尤其是肺部恶性肿瘤及其转移灶引起的局部放射性浓聚
C. ^{201}Tl 和 $^{99m}TcO_4^-$ 双核素减影法显像时,应先做 $^{99m}TcO_4^-$ 显像,再做 ^{201}Tl 显像,以免影响图像质量
D. 必要时在检查结束后进行甲状腺触诊,判断甲状腺是否有结节及其与甲状旁腺的关系
E. 断层图像重建须进行衰减校正,提高断层重建质量

25. ^{99m}Tc(V)-DMSA 显像对甲状腺髓样癌诊断的准确性较高,若治疗后,病灶阳性率下降,可以作为补充显像方式的是
A. $^{99m}TcO_4^-$
B. ^{131}I
C. ^{99m}Tc-MIBI
D. ^{99m}Tc-MIBG
E. ^{201}Tl

26. 肾上腺髓质显像常规使用的准直器为
A. 低能高分辨型准直器
B. 中能通用型准直器
C. 高能平行孔准直器
D. 高能高分辨型准直器
E. 超高能准直器

27. **不用于**甲状腺癌转移灶诊断的显像剂是
A. ^{99m}Tc-DTPA
B. ^{131}I
C. ^{201}Tl
D. ^{99m}Tc-MIBI
E. ^{99m}Tc(V)-DMSA

28. 下列关于 ^{99m}Tc(V)-DMSA 显像**错误**的是
A. 检查前排尿,向患者解释检查全过程,以取得配合
B. 分别于注射后 5~10min、2h 行常规采集,必要时行 24h 延迟显像
C. 患者一般取仰卧位,采集颈部及全身前位和后位平面显像,必要时加做局部断层显像
D. 选用低能通用或高能高分辨平行孔准直器,尽可能贴近受检部位
E. 显像剂主要经肾脏排泄,除膀胱外全身各器官中肾脏放射性浓聚最多

29. 下列关于 ^{131}I 甲状腺癌转移灶显像前准备说法正确的是
A. 患者须停用甲状腺激素片 3d
B. 血清 TSH 浓度须大于 30mIU/L

C. 不需要停用含碘的药物、食物
D. 检查当日需要口服缓泻药物
E. 显像前7d需要服用复方碘溶液封闭甲状腺

30. 甲状腺髓样癌显像可使用的显像剂是
A. ^{99m}Tc(V)-DMSA　B. ^{131}I　C. ^{201}Tl
D. ^{99m}Tc-DTPA　E. $^{99m}TcO_4^-$

31. 肾上腺髓质显像的显像原理**不包括**
A. 间位碘代苄胍(MIBG)能参与肾上腺素及去甲肾上腺素合成,因此能被肾上腺髓质的嗜铬细胞瘤摄取
B. 间位碘代苄胍(MIBG)是去甲肾上腺素的类似物,同样可被肾上腺髓质的嗜铬细胞摄取
C. 用^{131}I或^{123}I标记的MIBG可被肾上腺髓质摄取
D. ^{131}I或^{123}I能发出γ射线
E. 在体外用γ照相机或SPECT探测显像剂发出的γ射线即可进行肾上腺髓质显像

32. 肾上腺髓质显像前需要停用的药物是
A. 甲状腺素片　B. β受体激动剂
C. 胰岛素　D. 利血平
E. 复方碘溶液

33. 肾上腺髓质显像前须服用复方碘溶液封闭甲状腺,复方碘溶液正确的使用方法是
A. 检查前4~6周开始口服复方碘溶液,每天1次,每次5~10滴,直至检查结束
B. 检查前4~6周开始口服复方碘溶液,每天3次,每次5~10滴,至检查结束后再服用1周
C. 检查前3d开始口服复方碘溶液,每天3次,每次5~10滴,直至检查结束
D. 检查前3d开始口服复方碘溶液,每天1次,每次5~10滴,至检查结束后再服用1周
E. 以上均不正确

34. 肾上腺髓质显像检查前准备正确的是
A. 显像前1天晚上进流食,并于22时后禁食水,服用缓泻剂清洁肠道,以减少肠道放射性干扰
B. 显像前3天进流食,并于检查当日22时后禁食水,服用缓泻剂清洁肠道,以减少肠道放射性干扰
C. 显像当天空腹,在检查后30min可服用脂餐,显像前排尿
D. 显像当天空腹,在检查后30min可服用脂餐,显像不需要排尿
E. 以上均不正确

35. 下列关于肾上腺髓质显像图像采集**错误**的是
A. 注射显像剂后分别于24h、48h、72h进行显像
B. 患者取仰卧位,行后位和前位全身扫描
C. 扫描范围从头顶至盆腔
D. 根据全身扫描情况,需要时可加做局部和其他体位像
E. 使用^{131}I-MIBG进行显像时使用低能平行孔准直器

36. 肾上腺髓质显像伪影的干扰主要有心、肝、脾、膀胱及肠道放射性浓聚的干扰，为降低这种干扰可采用的做法**错误**的是

A. 口服碘溶液　　B. 服用缓泻剂

C. 口服多巴胺　　D. 口服脂餐

E. 检查前排空膀胱

37. **不能**用肾上腺髓质显像诊断的疾病是

A. 嗜铬细胞瘤　　B. 肝细胞肝癌

C. 副神经节瘤　　D. 神经母细胞瘤

E. 甲状腺髓样癌

38. 甲状腺癌转移灶 ^{131}I 显像采集技术要点**不包括**

A. 寻找转移灶之前必须去除正常甲状腺组织，以提高转移灶浓聚的可能性

B. 污染、生理性分布、分泌物、炎症等可导致假阳性，应采取相应措施，如检查前排便、淋浴、更换内衣

C. 诊断剂量显像具有优势，对转移灶的诊断阳性率、灵敏度及数量检测均明显高于治疗剂量显像

D. 使用平行孔高能准直器

E. 采集方式为全身扫描

39. 肾上腺髓质显像扫描体位是

A. 后位和前位全身扫描　　B. 局部及前位全身扫描

C. 局部及后位全身扫描　　D. 前位全身扫描

E. 后位全身扫描

40. 甲状腺血流灌注显像使用的显像剂是

A. ^{131}I　　B. ^{123}I

C. ^{125}I　　D. $^{99m}TcO_4^-$

E. ^{99m}Tc-MIBI

二、多项选择题

1. 甲状旁腺显像应注意的技术要点是

A. 对疑有甲状旁腺异位的患者，应加做胸部前位和后位显像

B. 严格执行各示踪剂的开始采集时间，以保证图像的准确性

C. 减影处理时，要求患者两次检查的体位一致，否则会造成假阳性

D. 应用 ^{201}Tl-$^{99m}TcO_4^-$ 显像减影法时，最好先作 ^{201}Tl 显像，然后再作 $^{99m}TcO_4^-$ 显像，因为 ^{99m}Tc 的康普顿散射可以进入 ^{201}Tl 的能窗范围内，影响 ^{201}Tl 显像的图像质量

E. 使用 ^{201}Tl-$^{99m}TcO_4^-$ 显像减影法时要注意两种能量设置的调整

2. 甲状腺癌转移灶 ^{131}I 显像的适应证包括

A. 寻找有无分化型甲状腺癌转移灶

B. 探测分化型甲状腺癌转移灶的位置、形态、大小

C. 了解分化型甲状腺癌转移灶有无摄 ^{131}I 功能

D. 分化型甲状腺癌转移灶 ^{131}I 治疗的疗效评估

E. 分化型甲状腺癌转移灶 ^{131}I 治疗后随访

3. 以下关于甲状旁腺显像的伪影判断和处理叙述正确的是

A. 检查时嘱患者去除可能引起伪影的异物，并保持检查过程中体位的一致

B. 甲状腺恶性肿瘤病灶亦可摄取 ^{201}TI 或 ^{99m}Tc-MIBI，导致局限性放射性浓聚，应注意甄别

C. 对疑有甲状旁腺异位者，显像的范围适当加大或增加胸部的显像。在分析结果时，应注意排除胸部疾病，尤其是肺部恶性肿瘤及其转移灶引起的局部放射性浓聚

D. 必要时在检查结束后进行甲状腺触诊，判断甲状腺是否有结节及其与甲状旁腺的关系

E. 断层图像重建不需要进行衰减校正

4. 甲状旁腺显像常用的显像方法有

A. ^{99m}Tc-MIBI 双时相法　　B. ^{201}Tl/^{99m}Tc-MIBI 减影法

C. ^{99m}Tc-MIBI/$^{99m}TcO_4^-$ 显像　　D. ^{201}Tl 和 $^{99m}TcO_4^-$ 双核素减影法

E. ^{201}Tl/^{18}F-FCH 双核素减影法

5. 下列关于甲状腺显像采集技术要点**错误**的是

A. 如甲状腺有结节，则取同侧肘静脉注射显像剂

B. 患者注药前应去除衣物对注药肢体的束缚，以免造成放射性药物滞留

C. 平行孔准直器探头尽可能贴近患者，以保证分辨力

D. Zoom 系数以靶器官的影像占据视野的 80% 为参照，适当调整

E. 弹丸式注射推注药物时应先松止血带再推药，可选用留置针注射，以保证弹丸注射的质量

6. 甲状腺显像中伪影的判别与处理正确的是

A. 唾液腺可以摄取和分泌示踪剂，所以唾液中有放射性，嘱患者饮水或进食后再次进行显像即可鉴别

B. 患者颈部金属饰品或玉佩可造成甲状腺部位形成类似“热结节”的放射性分布增多区，可加采侧位相加以鉴别

C. 患者颈部金属饰品或玉佩可遮挡甲状腺形成类似“冷结节”的放射性分布缺损，嘱患者移除装饰物后再次显像可鉴别

D. 甲状腺区域放射性异常浓聚，怀疑颈前区皮肤沾染显像剂时，可加采侧位图像加以鉴别

E. 以上均不正确

7. 甲状旁腺显像质量控制叙述正确的是

A. 药物制备前应先检查冻干品有无潮解、变色，外包装是否完好，是否在有效期内

B. 使用新鲜淋洗的 ^{99m}Tc 洗脱液制备 ^{99m}Tc-MIBI

C. 制备的 ^{99m}Tc-MIBI 注射液在 24h 内使用有效，若发生浑浊不得使用

D. 在使用前常规进行放射化学纯度测定，应>80%

E. 在使用前常规进行放射化学纯度测定，应>90%

8. 可以用于甲状腺显像的显像剂有

A. ^{131}I　　B. ^{201}Tl

C. ^{99m}Tc　　D. ^{125}I

E. ^{123}I

9. 下列关于甲状腺摄 ^{131}I 率测定的患者准备及注意事项叙述正确的是

A. 由于含碘食物及某些药物影响测定结果，测定前必须停用一定时间后方可进行此项检查

B. ^{131}I 可以通过胎盘屏障进入胎儿血液循环，故妊娠妇女禁用此检查

C. 近期做过增强 MRI 的患者可行此项检查

D. ^{131}I 不能通过乳汁分泌，因此行此项检查后即刻可以哺乳

E. 儿童禁用

10. 下列关于甲状腺摄 ^{131}I 率测定的检查方法叙述**错误**的是

A. 开机无需预热，测量 30~60s 本底计数

B. 确保周围环境没有放射污染，带药候诊患者要远离检查室，以避免本底辐射影响

C. 将相等活度的 Na^{131}I 溶液或胶囊加入试管，放进专用颈模内，测量相同时间的标准源计数

D. 甲状腺计数测定：受检者服药后分别于 12、24、48h 将甲状腺对准探头固定位置，测量相同时间的甲状腺部位的放射性计数。每次检测时的探测位置应尽量一致，以保证可比性

E. 以甲状腺摄 ^{131}I 率为纵坐标，以时间为横坐标作图，绘制甲状腺摄 ^{131}I 率曲线

三、简答题

1. 简述肾上腺髓质显像受检者显像前准备。
2. 简述甲状腺静态显像采集技术要点。

参考答案

一、单项选择题

1. A 【解析】甲状腺摄 ^{131}I 率测定使用的放射性核素是 ^{131}I，^{131}I 发出的是 β 及 γ 射线，其中 γ 射线穿透力强，能被体外探测仪检测到。

2. C 【解析】甲状腺摄 ^{131}I 率测定质量控制中颈模的高度、患者甲状腺的位置在不同的测量时间点需要一致。

3. B 【解析】^{131}I 也可由乳汁分泌，如哺乳期妇女必须做此检查，服 ^{131}I 后应停止哺乳。

4. E 【解析】以甲状腺摄 ^{131}I 率为纵坐标，以时间为横坐标作图，绘制甲状腺摄 ^{131}I 率曲线。

5. C 【解析】碘是甲状腺合成甲状腺素必需的元素。

6. C 【解析】释放率<10% 为正常；释放率>10% 提示碘有机化障碍；释放率>50% 提示碘有机化明显障碍。

7. B 【解析】异位甲状腺显像首选 Na^{131}I 显像。

8. B 【解析】诊断嗜铬细胞瘤目前最常见的显像剂是 ^{131}I- 间位碘代苄胍（^{131}I-MIBG）。

9. D 【解析】（1）^{131}I：使用方便，供应充足，甲状腺影像清晰，但半衰期较长，射线能量较高，患者吸收剂量较大，故较少用于常规显像，适合用于诊断异位甲状腺或甲状腺癌转移灶。（2）^{123}I：1966 年由 Myers 首次用作甲状腺扫描。它只发射 γ 射线，半衰期较短，能量适中，对患者辐射剂量小，是理想的显像剂。但 ^{123}I 需要回旋加速器生产，价格昂贵，目前国内尚不能作为常规显像剂。（3）$^{99m}TcO_4^-$：能被甲状腺组织摄取和浓聚，只是进入甲状腺细胞后不能被进一步有机化。由于 $^{99m}TcO_4^-$ 具有半衰期短、能量适中、发射单一 γ 射线等良好的物理特性，还具有甲状腺受辐射剂量小，且容易得到（钼 - 锝发生器生产）、价格便宜等优点，目前临床上多使

用 $^{99m}TcO_4^-$ 进行常规甲状腺显像。$^{99m}TcO_4^-$ 在唾液腺、口腔、鼻咽腔和胃黏膜上皮细胞也有明显的摄取和分泌，使这些部位也显影，所以 $^{99m}TcO_4^-$ 显像不适用于异位甲状腺探测及寻找甲状腺癌的转移灶。

10. B 【解析】儿童及摄 ^{131}I 率低于正常的患者应使用 $^{99m}TcO_4^-$ 作显像剂。

11. A 【解析】^{131}I 使用方便，供应充足，甲状腺影像清晰，但半衰期较长，射线能量较高，患者吸收剂量较大，故较少用于常规显像，适合用于诊断异位甲状腺或甲状腺癌转移灶。

12. E 【解析】采集图像疑似食管显影，应让患者进食、进水后再次显像加以鉴别。

13. D 【解析】诊断甲状腺癌转移病灶常使用的显像剂 ^{131}I。^{125}I 不用作显像剂；^{123}I 较少使用；甲状腺癌转移病灶摄取 $^{99m}TcO_4^-$ 较低，$^{99m}TcO_4^-$ 一般不作为诊断甲状腺癌转移灶的显像剂。^{127}I 为自然界中的碘，不具有放射性，无法显像。

14. C 【解析】甲状腺显像是体外用显像仪探测其所发出的 γ 射线在甲状腺组织内的分布情况；$^{99m}TcO_4^-$ 进行甲状腺显像一般静脉给药；^{123}I 需要回旋加速器生产，价格昂贵，目前国内尚不能作为常规显像剂；^{131}I 半衰期较长，射线能量较高，患者吸收剂量较大，故较少用于常规显像。

15. B 【解析】甲状腺弥漫性增大可见于 Graves 病。

16. D 【解析】甲状腺显像中甲状腺结节摄取显像剂的情况可分为热结节、温结节、凉结节及冷结节。

17. B 【解析】甲状腺结节穿刺一般不使用甲状腺显像进行定位。

18. E 【解析】常用显像剂为 $^{99m}TcO_4^-$；将放射性核素经静脉“弹丸”式注射后，用 γ 相机(或 SPECT)对随动脉血流流经甲状腺的示踪剂的流量、流速以及被甲状腺摄取的情况进行动态显像，从而获得甲状腺及其病灶处的血流灌注及功能状态情况。采用“弹丸”方式肘静脉注射给药。

19. D 【解析】Zoom 系数以靶器官的影像占据视野的 80% 为参照，适当调整。

20. B 【解析】^{131}I-MIBG 是肾上腺髓质显像剂。

21. D

22. A

23. A 【解析】显像剂主要经肾脏排泄，除膀胱外全身各器官中肾脏浓聚放射性最多；头、颈部以鼻咽部最强。正常甲状腺不摄取；胸部以心脏、大血管最强，女性乳房区有片状放射性增强；延迟显像时血管影消退，心脏放射性降低，骨骼形态隐约可见。

24. C 【解析】^{201}Tl 和 $^{99m}TcO_4^-$ 双核素减影法显像时，应先作 ^{201}Tl 显像，再作 $^{99m}TcO_4^-$ 显像，以免影响 ^{201}Tl 显像的图像质量。

25. C

26. C

27. A 【解析】^{131}I、^{201}Tl、^{99m}Tc-MIBI、^{99m}Tc(V)-DMSA 均可用于甲状腺癌转移灶诊断。

28. D 【解析】选用低能通用或低能高分辨平行孔准直器，尽可能贴近受检部位。

29. B 【解析】患者须停用甲状腺激素片 4~6 周，血清 TSH 浓度须大于 30mIU/L；停用含碘的药物、食物 4 周，检查当日空腹，不需要口服缓泻药物，不能服用复方碘溶液。

30. A

31. A 【解析】间位碘代苄胍(MIBG)是去甲肾上腺素的类似物，同样可被肾上腺髓质的嗜铬细胞摄取，并不参与肾上腺素及去甲肾上腺素合成。

32. D

33. C

34. A

35. E 【解析】使用 ^{131}I-MIBG 进行显像时使用高能平行孔准直器。

36. C 【解析】肾上腺髓质显像前须停用多巴胺。

37. B

38. C 【解析】治疗剂量显像具有优势，对转移灶的诊断阳性率、灵敏度及数量检测均明显高于诊断剂量显像。

39. A

40. D

二、多项选择题

1. ABCDE

2. ABCDE

3. ABCD 【解析】断层图像重建需要进行衰减校正。

4. ACD

5. AE 【解析】如甲状腺有结节，则取对侧肘静脉注射显像剂；推注药物时应先推药再松止血带，一般不选用留置针注射，以保证弹丸注射的质量。

6. ACD 【解析】患者颈部金属饰品或玉佩可造成甲状腺部位形成类似"冷结节"的放射性分布减少区，可加采侧位相加以鉴别。

7. ABE 【解析】制备的 ^{99m}Tc-MIBI 注射液在 6h 内使用有效；在使用前常规进行放射化学纯度测定，应>90%。

8. ACE

9. ABC 【解析】增强 MRI 的造影剂不含碘元素，近期做过增强 MRI 的患者可行此项检查；^{131}I 也可由乳汁分泌，如哺乳期妇女必须做此检查，服 ^{131}I 后应停止哺乳；儿童慎用，剂量减半。

10. AD 【解析】开机须预热 30min 以上，测量 30~60s 本底计数。甲状腺计数测定：检者服药后分别于 2、4、24h（或 2、6、24h）将甲状腺对准探头固定位置。

三、简答题

1. 简述肾上腺髓质显像受检者显像前准备。

答：①检查前 1 周停用影响显像剂摄取的药物，如酚苄明、利血平、可卡因、生物碱、多巴胺、胰岛素及三环抗抑郁剂等。②检查前 3 天开始口服复方碘溶液（封闭甲状腺），每天 3 次，每次 5~10 滴，直至检查结束。③显像前 1 天晚上进流食，并于 22 时后禁食水，服用缓泻剂清洁肠道，以减少肠道放射性干扰。④显像当天空腹，在检查前 30 分钟可服用脂餐，排除胆囊对肾上腺的干扰，显像前排尿。⑤ MIBG 为去甲肾上腺素类似物，注入体内后有可能会加速颗粒内贮存的去甲肾上腺素的排除，引起高血压危象。因此，注射前患者不可有剧烈活动、情绪激动及紧张，可让患者休息半个小时，待其平静后注射，注射时应密切观察患者情况，有颜面潮红、心悸者，可暂缓或停止注射。

2. 简述甲状腺静态显像采集技术要点。

答：①患者检查时应除去颈区饰品及遮蔽物，以避免对显像结果造成影响。②使用平行孔准直器时探头尽可能贴近患者，以保证分辨力。③使用针孔准直器时，调整距离以使靶器官影像占据视野的80%，一般情况下所有患者都使用一致的探测距离，可以方便进行患者甲状腺大小的对比。④采集视野可以包含颌下腺、腮腺等参照影像。⑤一定保证足够的采集总计数。⑥采集图像疑似食管显影，应让患者进食、进水后再次显像加以鉴别。⑦结节定位要准确，若结节与甲状腺组织有重叠，须加作斜位、侧位或断层来鉴别结节功能。

（庞　华）

第八章　神经系统检查技术

学习目标

1. **掌握**　脑血流灌注显像的原理及临床应用。
2. **熟悉**　脑葡萄糖代谢显像的原理及临床应用。
3. **了解**　脑神经受体和递质显像。

重点和难点内容

一、脑血流灌注显像的原理及临床应用

(一) 脑血流灌注显像的原理

脑血流灌注显像剂具有分子量小、不带电荷、脂溶性高的共同特点，静脉注射后能通过完整的血脑屏障进入脑细胞，经水解酶或脱脂酶的作用由脂溶性变成水溶性，因而不能反扩散出脑细胞而停留其内。其进入脑细胞的量与局部脑血流量成正比，用 SPECT 进行脑断层显像，经图像重建处理后可获得横断面、冠状面和矢状面的断层影像，显示大脑、小脑、基底节和脑干等各个部位局部血流量的影像，根据一定的生理数学模型，可以计算出各部位的局部脑血流量（regional cerebral blood flow，rCBF）和全脑平均血流量（cerebral blood flow，CBF）。

(二) 脑血流灌注显像的临床应用

脑血流灌注显像的临床应用包括缺血性脑血管病的诊断、癫痫灶的定位诊断、痴呆的诊断与鉴别诊断、颅脑外伤功能性诊断及治疗随访评价、脑肿瘤手术及放疗后复发与坏死的鉴别诊断、脑功能性研究。

二、脑葡萄糖代谢的原理及临床应用

(一) 脑代谢显像的原理

葡萄糖几乎是脑细胞能量代谢的唯一来源。氟［^{18}F］-2- 脱氧葡萄糖（^{18}F-FDG）为葡萄糖的类似物，静脉注入人体后进入脑组织，在己糖激酶的作用下 ^{18}F-FDG 磷酸化生成 6- 磷酸 -FDG，后者不能参与葡萄糖的进一步代谢而滞留于脑细胞内。通过显像，可以反映大脑生理和病理情况下葡萄糖代谢情况，了解脑局部葡萄糖的代谢状态。

(二) 脑代谢显像的临床应用

脑代谢显像的临床应用包括癫痫灶的定位诊断、术前评价与疗效判断，痴呆（dementia）的诊断及鉴别诊断、病程评价，脑肿瘤的诊断，缺血性脑血管病变的诊断，脑外伤的诊断，精神疾病和脑功能研究。

习　　题

一、单项选择题

1. 关于局部脑血流灌注显像的患者准备，**错误**的选项是

A. 注射 ^{99m}Tc-HMPAO 或 ^{99m}Tc-ECD 前 0.5~1 小时,受检者口服过氯酸钾 400mg
B. 注射 ^{123}I-IMP 前 7 天可选择服用碘剂
C. 弥散性脑血流显像剂:一般患者无须特殊准备
D. 注射前 15 分钟受检者应保持安静,在无噪声、较暗的室内休息
E. 要求患者空腹,禁食 8 小时

2. 理想的 rCBF 显像剂应具备的特性**不包括**
A. 具有穿透血脑屏障的能力
B. 分子量小、不带电荷
C. 在脑中滞留足够的时间
D. 进入脑细胞后转变为脂溶性物质
E. 具有确定的脑区域分布

3. 关于负荷试验 rCBF 显像,**错误**的是
A. 可通过生理性刺激或药物来完成
B. 乙酰唑胺能引起脑内 pH 急剧上升,进而导致脑血管扩张
C. 有助于隐匿性脑缺血病灶和小梗死灶的诊断
D. 有效提高可逆性缺血性脑疾病的诊断阳性率
E. 有助于脑血管疾病的疗效和预后评价

4. 脑梗死 rCBF 的影像特点**不包括**
A. 病变区放射性减低
B. 双侧顶叶、颞叶为主的对称性放射性减低
C. 小的腔隙性梗死常为阴性
D. 可出现过度灌注
E. 可出现交叉性小脑失联络

5. 诊断小脑交叉失联络症的 rCBF 显像特点为
A. 双侧小脑出现对称性显像剂分布缺损
B. 双侧小脑出现不对称性显像剂分布缺损
C. 一侧小脑放射性明显高于对侧小脑
D. 一侧小脑放射性明显低于对侧小脑,对侧大脑半球同时存在缺血性改变
E. 一侧小脑放射性明显低于对侧小脑,同侧大脑半球同时存在缺血性改变

6. 脑多巴胺受体显像中放射性主要分布在
A. 大脑皮质　　B. 小脑　　C. 基底节
D. 丘脑　　E. 海马

7. 理想的脑灌注显像剂应具备的特性**不包括**
A. 具有穿透血脑屏障的能力
B. 在脑中滞留足够的时间
C. 具有确定的脑区域分布
D. 在脑中的洗脱速度快
E. 小分子(分子量小于 500 道尔顿)、脂溶性、电中性

8. ^{18}F-FDG 脑显像对脑肿瘤的应用**不包括**
A. 良性和低度恶性肿瘤的 LCMRGlu 与正常白质处相似

B. 高度恶性的脑肿瘤的 LCMRGlu 一般明显增高

C. 脑瘤的恶性级别越高,LCMRGlu 越高

D. 在观察脑组织结构方面,较 CT 和 MRI 更有优势

E. 在治疗后复发或残留病变与坏死灶的鉴别方面,较 CT 和 MRI 更有优势

9. 关于神经受体显像用放射性配体的要求,**错误**的选项是

A. 通过血脑屏障　　B. 与特定受体的亲和力强

C. 带负电荷　　D. 较高的靶 / 非靶比值

E. 特异性高

10. 脑组织中灰质血流量与白质血流量的关系

A. 白质血流量是灰质血流量的 2 倍

B. 灰质血流量是白质血流量的 2 倍

C. 白质血流量是灰质血流量的 3~4 倍

D. 灰质血流量是白质血流量的 3~4 倍

E. 白质血流量是灰质血流量的 1 倍

11. 与神经系统疾病密切相关的神经受体**不包括**

A. 乙酰胆碱受体　　B. 多巴胺受体

C. 肾上腺素能受体　　D. 5- 羟色胺(5-HT)受体

E. 皮质类固醇受体

12. SPECT 脑血流灌注显像一般**不使用**

A. 低能高分辨型准直器　　B. 通用型准直器

C. 平行孔准直器　　D. 针孔准直器

E. 扇形准直器

13. 以下有关 ^{18}F-FDG PET/CT 脑代谢显像的注意事项,**错误**的是

A. 对癫痫发作频繁者,应进行 EEG 监测,了解有无亚临床发作,不宜做 PET 脑代谢显像

B. PET 图像要结合 CT 或 MRI 的影像结果,进行综合判断,最好能进行图像融合,从而使精确的解剖结构与灵敏的代谢改变融为一体

C. 患者应向医师提供尽可能详细的病史及其他影像学、电生理检查资料

D. 受检者应保持安静和保温状态,戴黑眼罩和耳塞,避免声光刺激和交谈

E. 对不合作患者,可应用适量镇静剂

14. 正常人在禁食状态下,^{18}F-FDG 显像的影像**不正确**的是

A. 大脑皮质显影最清晰　　B. 心肌均不显影

C. 肝脏显影　　D. 双肾及膀胱因显像剂的排泄而显影

E. 消化道可有生理性摄取

15. 脑神经胶质瘤(Ⅳ级)手术治疗后 1 年,脑 ^{18}F-FDG PET 显像示病灶局部葡萄糖代谢率异常增高,提示最可能的情况是

A. 脑胶质瘤复发　　B. 瘢痕组织

C. 肿瘤坏死　　D. 放疗效果良好

E. 化疗效果良好

16. 关于 ^{18}F-FDG 肿瘤显像的适应证,**错误**的是

A. 肿瘤特异性定性诊断　　B. 寻找肿瘤原发灶
C. 肿瘤放、化疗疗效评价　　D. 肿瘤复发或转移的监测
E. 肿瘤的临床分期

17. ^{18}F-FDG 脑 PET 显像对脑瘤检测的临床优势**不包括**
A. 对脑瘤分级　　B. 鉴别脑瘤复发和坏死
C. 判断放、化疗的疗效　　D. 发现术后残余肿瘤组织
E. 可替代脑 CT 和 MRI

18. 脑灌注显像剂**不包括**
A. ^{123}I-IMP　　B. ^{201}Tl　　C. $^{15}O_2$
D. ^{99m}Tc-HMPAO　　E. ^{99m}Tc-ECD

二、多项选择题

1. 理想的脑灌注显像剂应具备的特点是
A. 不能穿透血脑屏障　　B. 能穿透血脑屏障
C. 在脑中滞留足够的时间　　D. 具有确定的脑区域分布
E. 迅速从体内清除

2. 作为脑灌注显像剂的化合物应满足
A. 电中性　　B. 带正电荷　　C. 脂溶性
D. 水溶性　　E. 分子量较小

3. 多巴胺受体显像剂包括
A. ^{123}I-IBZP　　B. ^{11}C-SCH23390　　C. ^{11}C-FMZ
D. ^{123}I-IBZM　　E. ^{11}C-raclopride

4. 脑代谢显像剂包括
A. ^{18}F-FDG　　B. ^{133}Xe　　C. $^{15}O_2$
D. ^{11}C- 蛋氨酸　　E. ^{11}C- 亮氨酸

5. 脑灌注显像剂包括
A. ^{99m}Tc-HMPAO　　B. ^{123}I-IMP　　C. ^{99m}Tc-ECD
D. ^{133}Xe　　E. ^{18}F-FDOPA

6. 脑血流灌注显像患者注射药物前准备描述正确的是
A. 注射前 15 分钟受检者应保持平静
B. 在无噪声、较暗的室内休息
C. 注射前受检者可戴眼罩、耳塞
D. 检查室内光照暗淡，保持安静
E. 注射前患者应该适量运动

7. 下列属于 ^{18}F-FDG 肿瘤显像适应证的是
A. 肿瘤的良、恶性鉴别诊断
B. 肿瘤的临床分期，协助治疗方案的制订
C. 鉴别肿瘤治疗后瘢痕与残存，复发鉴别
D. 肿瘤治疗效果的早期监测及预后评估
E. 肿瘤特异性定性诊断

8. 关于神经受体显像用放射性配体的要求，正确的选项是

A. 通过血脑屏障　　B. 与特定受体的亲和力强

C. 带负电荷　　D. 较高的靶 / 非靶比值

E. 特异性高

9. 有关 ^{18}F-FDG PET/CT 脑代谢显像注意事项，正确的是

A. PET 或 PET/CT 质量控制测试结果符合要求

B. 注射 ^{18}F-FDG 前，受检者至少禁食 6 小时

C. 有糖尿病病史或糖耐量异常者，应测定血葡萄糖浓度

D. 理想的血糖水平在 3.33~6.67mmol/L（60~120mg/d1），若血糖高于 11.11mmol/L（200mg/dl），应采取措施降低血糖

E. 怀孕和哺乳期妇女可以进行 PET 检查

三、简答题

1. 简述脑血流灌注显像的原理、显像剂种类及其共同特点。

2. 简述脑血流灌注显像介入试验的基本原理及临床意义。

3. 反映脑组织局部葡萄糖代谢的常用显像剂是什么？简述其显像原理及临床应用。

4. 简述脑梗死的脑血流灌注显像特点，以及与 CT、MRI 比较，脑血流灌注显像诊断脑梗死的优势。

5. 短暂性脑缺血发作（TIA）脑血流灌注显像特点是什么？请与 CT、MRI 的诊断 TIA 价值作比较。

6. 简述脑灌注显像的正常影像学特点及读片要点。

参 考 答 案

一、单项选择题

1. E 【解析】局部脑血流灌注显像不需禁食、空腹。

2. D

3. B

4. B

5. D

6. C 【解析】脑多巴胺受体显像中放射性主要分布在基底节。

7. D 【解析】理想的脑灌注显像剂应具备具有穿透血脑屏障的能力，在脑中滞留足够的时间，具有确定的脑区域分布。

8. D 【解析】^{18}F-FDG 脑显像观察脑组织结构方面，较 CT 和 MRI 不具有优势。

9. C 【解析】带负电荷的显像剂不能通过血脑屏障。

10. D 【解析】脑组织中灰质血流量是白质血流量的 3~4 倍。

11. E 【解析】与神经系统疾病密切相关的神经受体不包括皮质类固醇受体。

12. D 【解析】SPECT 脑血流灌注显像一般不使用针孔准直器。

13. A 【解析】对癫痫发作频繁者，应进行 EEG 监测，了解有无亚临床发作，可以做 PET 脑代谢显像。

14. B 【解析】正常人即使在禁食状态下，约 50% 的检查者也有不同程度的心肌显影，故选项 B 的说法错误，本题答案为 B。

15. A 【解析】神经胶质瘤治疗后若肿瘤病灶残留或复发，局部病灶 ^{18}F-FDG 代谢异常

增高，而瘢痕组织、肿瘤坏死组织及放、化疗有效时，局部 ^{18}F-FDG 呈无代谢或代谢明显降低，故本题答案为 A。

16. A 【解析】结核、炎症、真菌感染、肿瘤等都会引起 ^{18}F-FDG 聚集，^{18}F-FDG 为一种非特异性肿瘤显像剂，故选项 A 的说法不正确，本题答案为 A。

17. E 【解析】^{18}F-FDG 脑 PET 显像不可完全替代脑 CT 和 MRI。

18. C 【解析】$^{15}O_2$ 是脑氧代谢显像剂。

二、多项选择题

1. BCD 【解析】理想的脑灌注显像剂必须要能穿透血脑屏障、在脑内滞留足够的时间，具有确定的脑区域分布，不能迅速从体内清除。

2. ACE 【解析】作为脑灌注显像剂的化合物应满足电中性、脂溶性、分子量小才能自由穿透血脑屏障。

3. ABDE 【解析】^{11}C-FMZ 是 GABA 受体。

4. ACDE 【解析】^{18}F-FDG、$^{15}O_2$、^{11}C-蛋氨酸、^{11}C-亮氨酸是脑代谢显像剂，^{133}Xe 是脑灌注显像剂。

5. ABCD 【解析】^{18}F-FDOPA 是脑多巴胺受体显像剂。

6. ABCD 【解析】注射前患者运动是错误的。

7. ABCD 【解析】结核、炎症、真菌感染、肿瘤等都会引起 ^{18}F-FDG 聚集，^{18}F-FDG 为一种非特异性肿瘤显像剂，故选项 E 的说法不正确。

8. ABDE 【解析】带负电荷的显像剂不能通过血脑屏障。

9. ABCD 【解析】怀孕和哺乳期妇女一般不进行 PET 检查。

三、简答题

1. 简述脑血流灌注显像的原理、显像剂种类及其共同特点。

答：脑血流灌注显像的原理即应用一类能自由通过血脑屏障进入脑细胞的放射性示踪剂，其在脑细胞的分布量应与局部血流成正比，并在脑组织停留一定时间，通过核医学检查仪器 SPECT 或 PET 进行显像以获得脑血流灌注显像。

（1）SPECT 显像剂包括：① ^{99m}Tc 标记的脑血流灌注显像剂，如 ^{99m}Tc-HMPAO、^{99m}Tc-ECD；② ^{123}I 标记的胺类化合物，如 ^{123}I-安菲他明（^{123}I-IMP）；③弥散性脑血流显像剂，如 ^{133}Xe、^{81}Km。

（2）PET 显像剂包括 $^{15}O_2$-H_2O、^{13}N-$NH_3 \cdot H_2O$。

脑血流灌注显像剂具备的共同特性：①具有穿透血脑屏障的能力；②在脑中滞留足够时间；③具有特定脑区域分布。

2. 简述脑血流灌注显像介入试验的基本原理及临床意义。

答：基本原理为在生理性刺激或药物的介入下，正常组织及对之具有反应的部位局部血流量增加，而病变组织局部血流降低或不增加，从而提高正常组织与病变组织图像的对比度，提高阳性诊断率，或显示相应兴奋灶，以便进行核团定位。临床意义：脑灌注显像介入试验可早期发现隐匿性缺血病灶，及早发现小梗死病灶，提高诊断率；可明显提高检出短暂性脑缺血发作的阳性率；是测定脑侧支循环和脑血管储备能力的方法；观察脑血管疾病的治疗效果及预后；监测病程和手术指征及诊断 Moyamoya 病等。

3. 反映脑组织局部葡萄糖代谢的常用显像剂是什么？简述其显像原理及临床应用。

答：反映组织局部脑葡萄糖代谢情况的常用显像剂为 ^{18}F-FDG。原理：^{18}F-FDG 与葡萄糖一样穿越血脑屏障进入脑组织并在脑细胞内经已糖激酶作用变成 6-磷酸 ^{18}F-脱氧葡萄糖，但其不能继续氧化，因而在脑组织中不能像6-磷酸葡萄糖那样与磷酸果糖激酶作用，停止其分解过程，同时磷酸化的脱氧葡萄糖又不能很快逸出细胞外，在脑中滞留较长时间。使用PET测定^{18}F-FDG的速率和数量进行脑葡萄糖代谢显像，反映全脑和局部脑组织的葡萄糖代谢状态。

临床应用包括以下几个方面：癫痫灶定位诊断；脑肿瘤诊断与鉴别诊断；痴呆的诊断和鉴别诊断；帕金森病的诊断；精神疾病的诊断和疗效观察；脑卒中的诊断、分期、预后评价；药物滥用和药物戒断及脑功能研究等。

4. 简述脑梗死的脑血流灌注显像特点，以及与CT、MRI比较，脑血流灌注显像诊断脑梗死的优势。

答：脑梗死的脑血流灌注显像特点表现为：①梗死部位显像剂分布稀疏、缺损，该放射性减低区包括周围的水肿和缺血区，因此常较CT显示的低密度区要大；②梗死区同侧或对侧局部脑组织可呈现低显像剂分布表现，最常见的是交叉性小脑失联络；③梗死区周围可出现过度灌注现象。

脑梗死的脑血流灌注显像在脑梗死的早期即呈现异常，而CT、MRI在发病最初至几天内，由于解剖结构尚未发生变化，可以表现正常，所以rCBF显像能较CT、MRI更早地发现病灶，这种结构和功能显像对脑梗死诊断敏感性的差别大约在72小时内消失。因此梗死后尽早进行脑血流灌注显像有助于患者预后的估测，对于临床患者的观察和处理都是非常重要的，尤其是如果能对患者治疗方案的选择有帮助，如临床是否适合做溶栓治疗，则有更重要的临床意义。

5. 短暂性脑缺血发作（TIA）脑血流灌注显像特点是什么？请与CT、MRI的诊断TIA价值作比较。

答：脑血流灌注显像特点为受累部位脑血流灌注减低。诊断的灵敏度随显像时间的推迟而明显下降，TIA发作后24小时内显像，诊断灵敏度为60%，而1周后显像，则灵敏度下降为40%；应用乙酰唑胺等药物介入试验，可提高该病的阳性检出率。由于TIA发作时间很短暂，脑组织结构未发生改变，一般头颅CT和MRI检查多为正常，但MRI弥散加权成像（DWI）和灌注加权成像（PWI）可显示脑局部缺血性改变。局部脑血流断层显像（rCBF）检查可见病变部位呈现异常显像剂分布减淡区或缺损区，对TIA早期诊断和治疗决策具有重要临床意义。

6. 简述脑灌注显像的正常影像学特点及读片要点。

答：正常影像学特点为大脑半球各切面影像放射学分布左右基本对称，大脑额叶、顶叶、颞叶、枕叶等灰质结构放射性高于白质和脑室，呈显像剂浓聚区。基底神经节、丘脑、脑干、小脑皮质等灰质结构放射性也高于白质而与大脑皮质相近，呈团块状浓聚影。枕叶视觉皮质亦可呈高浓聚区（视觉封闭不完善），说明神经细胞活动程度是显像剂分布的影响因素之一，放射性浓度较高的部位脑细胞功能和代谢活跃，血流丰富，局部脑血流量高。脑内白质及脑室系统放射性明显低下。

读片要点：

（1）影像质量：良好的图像应为脑组织各结构清晰显示，大脑纵裂、外侧裂和中央沟等良好分辨，周围软组织、头皮、颅板及蛛网膜下腔放射性较低。

（2）显像剂分布状态：图像中显像剂分布反映了rCBF和脑功能状态，脑皮质和灰质核团神经元显像剂分布高，白质区显像剂分布低，脑室无显像剂分布。

（3）对称性表现:是判断脑血流灌注显像的重要标准,正常脑两侧大脑半球各结构大致对称。

（4）解剖标志:注意观察几个重要解剖标志,包括大脑纵裂、外侧裂、顶枕裂和中央沟等。

（5）神经核团的显示:因其功能活跃,局部显像剂分布高于白质。

定位标准:采用 OM 线作为横断面的基线,各层面均平行于 OM 线。

（黄　钢　吴　励　黄　辰）

第九章　循环系统检查技术

学习目标

1. 掌握　心肌灌注显像（myocardial perfusion imaging，MPI）的显像剂、显像原理、图像采集方法、正常和异常图像；负荷试验的原理、意义、常用方法、适应证和禁忌证；平衡法心血池显像常用的显像剂、显像原理和图像采集方法；^{18}F-FDG 心肌代谢显像的显像剂和显像原理、适应证和禁忌证、正常和异常图像。

2. 熟悉　MPI 的适应证和禁忌证、检查前准备、图像重建、优等图像的评价标准及常见伪影；平衡法门控心血池显像的检查前准备、图像处理、正常和异常图像；^{18}F-FDG 心肌代谢显像的检查前准备、图像采集和图像处理。

3. 了解　平衡法门控心血池显像的时相分析。

重点和难点内容

一、心肌灌注显像

（一）MPI 的显像原理

MPI 的显像原理是利用正常或有功能的心肌细胞能够选择性摄取某些放射性核素或其标记物，心肌细胞摄取放射性药物需要依赖自身的功能和活性，所以心肌组织局部放射性药物的蓄积量与该部位的血流量成比例关系，利用 SPECT 等设备进行心脏断层或平面显像，正常和有功能的心肌组织显影，而坏死的心肌组织和缺血心肌组织不显影（缺损）或影像变淡（稀疏），达到了解心肌供血和诊断心脏疾病之目的。

（二）MPI 的显像剂

MPI 的显像剂包括单光子类显像剂和正电子类显像剂。前者主要包括 ^{201}Tl 和 ^{99m}Tc-MIBI 等，其中 ^{201}Tl 有特殊的"再分布"现象；后者主要包括 ^{82}Rb、$H_2{}^{15}O$ 和 ^{13}N-NH_3 等。

（三）负荷试验

MPI 时通常须行负荷试验。由于冠脉循环的代偿性适应能力，只要心肌血氧供需平衡，即使冠状动脉存在明显狭窄（70%~80%），在静息状态下，MPI 仍可能无明显异常。在负荷状态下，心肌的耗氧量和冠脉血流量明显增加，正常冠脉血流量可增加 3~5 倍，而狭窄冠脉血流量轻度增加或不增加，导致静息状态下显像正常的病变冠脉血流供应区域得以暴露，从而达到提高检出心肌缺血之目的。负荷试验类型主要包括运动负荷（平板和踏车）和药物负荷（潘生丁、腺苷和多巴酚丁胺等）。

（四）MPI 的显像方案

MPI 的显像方案包括 ^{99m}Tc-MIBI 负荷 - 静息两日法、^{99m}Tc-MIBI 负荷 - 静息一日法和 ^{201}Tl 负荷 - 再分布显像法等。图像采集的方式包括平面图像采集、SPECT 图像采集、SPECT/CT 图像采集、心电图门控 SPECT 图像采集、PET 和 PET/CT 图像采集等。临床上最常用的为 SPECT

图像采集，如采用心电图门控SPECT图像采集可以获得增量信息。

（五）MPI优等图像的评价标准

MPI优等图像的评价标准包括：图像采集过程中受检者无位移；静息与负荷图像对位良好；采集计数充足；图像的归一化均以心肌本身计数最高者为标准；无心脏外放射性摄取；左心室各壁显影清晰；心室腔内无明显放射性聚集；CT衰减校正图像和MPI图像配准无误等。

（六）MPI SPECT图像分析

心肌灌注断层影像可分为短轴断层图像、水平长轴断层图像和垂直长轴断层图像。异常放射性分布包括可逆性缺损（主要见于可逆性心肌缺血）、固定性缺损（多见于心肌梗死、心肌瘢痕或部分严重缺血的心肌）、部分可逆性缺损、反向再分布和“花斑”样改变。

（七）MPI的常见伪影

MPI的常见伪影主要可分为与仪器有关的伪影、与受检者有关的伪影、图像处理过程中产生的伪影和与非冠状动脉疾病有关的伪影等。

二、平衡法门控心血池显像

（一）平衡法门控心血池显像（ERNA）

ERNA是通过静脉注射显像剂后，以受检者心电图R波作为触发信号开始自动、连续采集，通过这种方法提高了采集计数，获得更多的信息量，得到心动周期全过程清晰的心血池影像。

（二）ERNA常用的显像剂

ERNA常用的显像剂为^{99m}Tc标记的红细胞。ERNA可获得四类参数，包括反映心室收缩功能的参数、反映心室舒张功能的参数、反映心室容量负荷的参数和反映局部心室壁活动的信息。ERNA还可以进行时相分析（时相图、时相直方图、振幅图和时相电影），用于诊断和评价。

（三）ERNA的主要临床应用

ERNA的主要临床应用包括测定心脏功能（ERNA被认为是当前测定心室功能的“金标准”）、诊断冠心病、诊断室壁瘤、传导异常的判断、评价瓣膜性心脏病和心肌病等。

三、心肌代谢显像及心肌活力评估

（一）^{18}F-FDG心肌代谢显像原理

正常人在生理状态下，脂肪酸是心肌代谢（脂肪酸氧化）的主要能量来源；在葡萄糖负荷状态下，心肌细胞转以利用葡萄糖作为主要能源物质。^{18}F-FDG的结构类似于葡萄糖，摄取过程开始类似于葡萄糖的糖酵解过程，经细胞转运后，在己糖激酶的作用下被磷酸化（生成6-磷酸葡萄糖），但无法继续进行下一步代谢而滞留在心肌细胞中，作为示踪剂进行显像，反映心肌细胞的葡萄糖摄取过程。

（二）^{18}F-FDG心肌代谢显像

通常采用PET或PET/CT进行图像采集，静脉注射^{18}F-FDG 45~60分钟开始静态图像采集，采集一个床位。所得的^{18}F-FDG代谢图像通常需要与MPI图像进行对比，在心肌血流灌注减低或缺损的心肌节段，如存在FDG摄取，称为灌注-代谢不匹配，表明局部为缺血存活心肌。反之，在心肌血流灌注缺损或减低的心肌节段，无FDG摄取，称为灌注-代谢匹配，提示局部无存活心肌或为瘢痕组织。^{18}F-FDG PET显像目前是临床上判断存活心肌的“金标准”。

习　　题

一、单项选择题

【A 型题】

1. 临床上常用的心肌灌注显像的显像剂是

A. ^{18}F-FDG　　B. ^{99m}Tc-DTPA

C. ^{99m}Tc-MIBI　　D. ^{99m}Tc-MDP

E. ^{153}Sm-EDTMP

2. ^{201}Tl 从缺血心肌里清除的速度与其从正常心肌里清除的速度相比

A. 更快　　B. 更慢

C. 相同　　D. 与注射剂量有关

E. 与血糖水平有关

3. 心肌灌注显像时不适用于安装起搏器患者的负荷试验是

A. 运动平板负荷　　B. 潘生丁负荷

C. 腺苷负荷　　D. 多巴酚丁胺负荷

E. 去甲乌药碱负荷

4. 心肌灌注显像的负荷图像示局部放射性分布缺损，静息图像示该缺损区放射性摄取恢复正常，主要见于

A. 正常心肌　　B. 缺血心肌

C. 瘢痕心肌　　D. 顿抑心肌

E. 冬眠心肌

5. 心肌灌注显像和代谢显像的图像均表现为局部放射性分布缺损（灌注 - 代谢匹配），表示该部位心肌为

A. 冬眠心肌　　B. 正常心肌

C. 顿抑心肌　　D. 瘢痕心肌

E. 缺血存活心肌

6. 心肌灌注显像时注射 ^{99m}Tc-MIBI 半小时后患者进食脂餐的目的主要是

A. 加速肝胆对 ^{99m}Tc-MIBI 的排泄，减少对图像的干扰

B. 加快心肌对 ^{99m}Tc-MIBI 的代谢，提高心脏的计数率

C. 促进肺对 ^{99m}Tc-MIBI 的排泄，减少对肺的辐射损伤

D. 增加肠道对 ^{99m}Tc-MIBI 的排泄，减少体内停留时间

E. 减慢肠道对 ^{99m}Tc-MIBI 的排泄，促进胃肠道的吸收

7. 心肌灌注显像的极坐标靶心图的图像依据是

A. 短轴断层图像　　B. 水平长轴图像

C. 垂直长轴图像　　D. 冠状位断层图像

E. 矢状位断层图像

8. 有下肢残疾且有支气管哮喘病史的患者，心肌灌注显像时行负荷试验应选择

A. Bruce 方案　　B. 改良 Bruce 方案

C. 腺苷　　D. 潘生丁

E. 多巴酚丁胺

9. ^{99m}Tc-MIBI 作为心肌灌注显像剂，描述**不正确**的是
A. 能量为 140keV
B. 物理半衰期为 6h
C. 由回旋加速器生产
D. 没有再分布现象
E. 利用 SPECT 进行显像

10. 心电图门控 SPECT 图像采集中，“门控”的采集触发信号是心电图的
A. P 波
B. R 波
C. T 波
D. u 波
E. ST 段

11. 文末彩图 9-1 所示的“A”区指的是
A. 室间壁
B. 左室后壁
C. 左室侧壁
D. 左室前壁
E. 左室下壁

12. **不属于**时相分析的方法是
A. 时相图
B. 时相直方图
C. 极坐标靶心图
D. 振幅图
E. 时相电影

13. 存活心肌组织**不存在**于
A. 冬眠心肌
B. 缺血心肌
C. 顿抑心肌
D. 梗死心肌
E. 以上都不是

14. 门控平衡法心血池显像可以准确测定的是
A. 冬眠心肌
B. 瘢痕心肌
C. 顿抑心肌
D. 心肌缺血
E. 左心功能

15. 目前临床上公认的检测存活心肌的“金标准”为
A. 磁共振成像
B. ^{201}Tl 负荷再分布显像
C. ^{99m}Tc-MIBI 心肌灌注显像
D. ^{18}F-FDG 心肌代谢显像
E. 多排 CT 血管造影

16. ^{99m}Tc-MIBI 的主要代谢途径是
A. 肝胆系统
B. 皮肤系统
C. 泌尿系统
D. 淋巴系统
E. 呼吸系统

17. 临床上诊断冠心病的“金标准”是
A. 二维超声心动图
B. 十二导联心电图
C. 冠状动脉造影（CAG）
D. 多排 CT 血管造影
E. 磁共振成像

【B 型题】

（18~19 题共用备选答案）
A. 可逆性缺损
B. 固定性缺损
C. 混合性缺损
D. 反向再分布

E. 花斑样改变

18. 心肌梗死在心肌灌注显像上的典型图像表现是

19. 扩张型心肌病在心肌灌注显像上的典型图像表现为

（20~22 题共用备选答案）

A. 冠状动脉 CT 成像

B. 二维超声心动图检查

C. ^{99m}Tc-MIBI 心肌灌注显像

D. ^{18}F-FDG 心肌代谢显像

E. 冠状动脉造影（CAG）

20. 评估心脏结构和测量心室功能临床上最常用的检查方法是

21. 临床上评价存活心肌最准确的检查方法是

22. 评价冠状动脉钙化情况最重要的检查方法是

二、多项选择题

1. 可用于 SPECT 显像的心肌灌注显像剂包括

A. ^{201}Tl　　B. ^{99m}Tc-MIBI

C. ^{99m}Tc-PYP　　D. ^{99m}Tc-tetrofosmin

E. ^{82}Rb

2. 可用于心肌灌注显像的显像剂包括

A. ^{201}Tl　　B. ^{99m}Tc-MIBI

C. ^{82}Rb　　D. $H_2{}^{15}O$

E. ^{18}F-FDG

3. 心肌灌注显像的临床适应证包括

A. 冠心病心肌缺血的诊断

B. 冠心病患者的危险度分层

C. 冠状动脉临界病变的功能意义判断

D. 血运重建术前后的评价

E. 缺血存活心肌的评估

4. 心肌灌注显像时负荷试验的方式包括

A. 运动负荷　　B. 潘生丁药物负荷

C. 多巴酚丁胺药物负荷　　D. 卡托普利药物负荷

E. 腺苷药物负荷

5. 关于心肌灌注显像时的负荷试验，下列说法**错误**的是

A. 负荷试验的方法选择上应首选运动负荷

B. 负荷试验的方法选择上应首选药物负荷

C. 有支气管哮喘病史的患者不应使用潘生丁药物负荷

D. 多巴酚丁胺的副作用包括室上性和室性心律失常、心悸、胸痛等

E. 腺苷的代谢较慢，副作用持续的时间可长达数十分钟

6. 下列关于心肌灌注显像在检查过程中的说法，正确的是

A. 行 ^{99m}Tc-MIBI 显像时，应在注射显像剂前进食脂餐

B. 检查前询问并记录病史，主要包括胸痛情况、冠心病家族史和高危因素等

C. 根据负荷试验的适应证和禁忌证选择适当的负荷方式
D. 检查过程中受检者尽量保持体位不移动，保持呼吸平稳
E. 检查前应测量空腹血糖，如高于正常则不能行心肌灌注显像

7. 心肌灌注显像的图像采集方法包括
A. 首次通过法图像采集
B. PET 图像采集
C. 心电图门控断层图像采集
D. 断层（SPECT）图像采集
E. 平面图像采集

8. 心肌灌注显像优等图像的评价标准包括
A. 图像采集过程中受检者无位移
B. 静息与负荷图像对位良好
C. 图像的归一化均以心肌本身计数最高者为标准
D. 无心脏外放射性摄取
E. 心室腔内无明显放射性聚集

9. 负荷 - 静息心肌灌注显像的异常放射性分布包括
A. 可逆性缺损
B. 固定性缺损
C. 超级影像
D. 部分可逆性缺损
E. “花斑”样改变

10. 心肌灌注显像时产生图像伪影的常见原因包括
A. 泛源视野的不均匀性
B. 肺动脉高压
C. 软组织衰减
D. 病态窦房结综合征
E. 左束支传导阻滞

11. 平衡法心血池显像所获得的反映心室收缩功能的指标**不包括**
A. LVEF
B. 高峰充盈率
C. 心输出量
D. 平均充盈率
E. 收缩末期容积

12. 关于 PET/CT 心肌代谢显像，下列说法**不正确**的是
A. ^{18}F-FDG 是最常用的显像剂
B. 有糖尿病病史的患者不能行 ^{18}F-FDG 心肌代谢显像
C. 寒冷季节注意保暖，候诊室和检查室的温度不能设置过低
D. 进行图像采集前受检者应多活动，以促进葡萄糖的代谢
E. 出现灌注 - 代谢不匹配（mismatch），则表明局部为缺血存活心肌

三、简答题

1. 简述心肌灌注显像的显像原理及临床上常用的显像剂。
2. 简述心肌灌注显像行负荷试验的原理和意义以及主要的负荷方式。
3. 简述心肌灌注显像异常放射性分布的类型和主要临床意义。
4. 心肌灌注显像优等图像的评价标准有哪些？
5. 平衡法心血池显像（ERNA）所获得的主要参数有哪些？

参考答案

一、单项选择题

【A 型题】

1. C 【解析】^{99m}Tc-MIBI 是目前临床上最常用的心肌灌注显像剂。

2. B 【解析】^{201}Tl 从缺血心肌中清除的速度较正常心肌更慢，故再延迟图像上可出现"再分布"显像。

3. A 【解析】起搏心率为固定心率，不受运动影响，故采用运动负荷时无法使受检者达到目标心率。

4. B 【解析】负荷图像示局部放射性分布缺损，静息图像示该缺损区放射性恢复正常，符合可逆性缺损表现，提示局部为负荷诱发的心肌缺血，主要见于心肌缺血。

5. D 【解析】心肌灌注和代谢图像上均表现为局部放射性缺损(灌注 - 代谢匹配)，表明局部无存活心肌，提示局部为瘢痕心肌。

6. A 【解析】^{99m}Tc-MIBI 主要通过肝胆系统和泌尿系统代谢和排出，肝胆会聚集放射性，由于肝胆距离心脏较近，如果肝胆明显浓聚显像剂则会影响心脏影像，故在注射 ^{99m}Tc-MIBI 半小时后患者进食脂餐可加速肝胆对 ^{99m}Tc-MIBI 的排泄，减少对心脏图像的干扰。

7. A 【解析】靶心图(bull' s eye plot)或称"极坐标靶心图"，是将短轴断层影像自心尖部展开后形成的二维同心圆图像，计算左室各壁显像剂分布的相对百分数，再以不同颜色显示。

8. E 【解析】有下肢残疾者不能行运动负荷，包括 Bruce 方案和改良 Bruce 方案。有支气管哮喘者不能行腺苷和潘生丁负荷。故该类患者的负荷试验应采用多巴酚丁胺药物负荷方式。

9. C 【解析】^{99m}Tc 是通过 ^{99}Mo-^{99m}Tc 发生器获得，物理半衰期为 6.02h，发射 140keV 的 γ 射线，利用 SPECT 进行显像，无再分布现象。

10. B 【解析】"门控"采集以心电图 R 波作为门控采集触发信号，每个心动周期(R-R 间期)采集 8~16 帧图像再将之叠加。

11. D 【解析】A 区指左室前壁，B 区指左室侧壁，C 区指左室下壁，D 区指室间隔。

12. C 【解析】心血池影像的每个像素都可生成一条时间 - 放射性曲线，对曲线进行傅里叶转换，可以获得每个像素开始收缩的时间(时相)和收缩的幅度(振幅)两个参数，利用这两个参数可分别重建生成心室时相图、振幅图和时相电影，并获得时相直方图。该方法被称为时相分析(phase analysis)或相位分析。极坐标靶心图是心肌灌注显像中的一种图像分析方法。

13. D 【解析】冬眠心肌、缺血心肌和顿抑心肌属于缺血存活心肌，当血流恢复后，这部分心肌的功能可部分或全部恢复正常。梗死心肌是不可逆性的心肌损害，是非存活心肌组织。

14. E 【解析】平衡法心血池显像(ERNA)在评价心室功能方面具有重复性好和准确性高等优点，特别是对于心肌梗死、心室肥厚或扩张等导致心室容积和形态发生异常变化的情况，ERNA 同样有较好的准确性。

15. D 【解析】^{18}F-FDG 心肌代谢显像反映心肌组织摄取和代谢葡萄糖的情况，是评价心肌存活、为冠脉再通治疗等提供决策的重要方法。^{18}F-FDG PET 心肌代谢显像是目前临床上判断存活心肌的"金标准"。

16. A 【解析】^{99m}Tc-MIBI 是一种脂溶性的一价阳离子络合物，主要通过肝胆系统代谢和排出体外。

17. C 【解析】冠状动脉造影能够较为准确地反映出冠状动脉的狭窄程度和解剖结构等，是目前临床上诊断冠心病的"金标准"。

【B 型题】

18. B 【解析】心肌梗死在心肌灌注显像上的典型图像表现为固定性缺损。可逆性缺损是典型心肌缺血的表现，混合性缺损(部分可逆性缺损)多为心肌缺血与心肌梗死并存，花斑样改变多见于心肌炎和心肌病。

19. E 【解析】扩张型心肌病在心肌灌注显像上的典型图像表现为花斑样改变，表现为节段性分布、多处小范围、严重程度不一致的放射性稀疏或缺损，与冠脉供血分布不一致。

20. B

21. D 【解析】^{18}F-FDG 心肌代谢显像反映心肌组织摄取和代谢葡萄糖的情况，是评价心肌存活、为冠脉再通治疗等提供决策的重要方法。^{18}F-FDG PET 心肌代谢显像是目前临床上判断存活心肌的"金标准"。

22. A

二、多项选择题

1. ABD 【解析】^{201}Tl、^{99m}Tc-MIBI 和 ^{99m}Tc-tetrofosmin 可用于 SPECT 心肌灌注显像，^{82}Rb 可用于 PET 心肌灌注显像，^{99m}Tc-PYP 可用于心肌梗死显像。

2. ABCD 【解析】^{201}Tl 和 ^{99m}Tc-MIBI 可用于 SPECT 心肌灌注显像，^{82}Rb 和 $H_2{}^{15}O$ 可用于 PET 心肌灌注显像，^{18}F-FDG 可用于心肌代谢显像。

3. ABCDE 【解析】心肌灌注显像的主要临床应用包括：冠心病心肌缺血的诊断；判断心肌缺血的部位、范围和程度；冠心病患者的危险度分层、辅助治疗决策的制订和预后评估；急性冠脉综合征的心肌缺血和心肌梗死的评价与辅助治疗决策的制订；临界病变的功能意义判断；血运重建术前、后的评价，治疗效果的预测和评价，术后再狭窄的评估；非心脏手术前患者术前危险度评估和缺血存活心肌的评估等。

4. ABCE 【解析】心肌灌注显像时负荷试验的方式包括运动负荷和药物负荷。运动负荷方式包括平板负荷和踏车负荷；药物负荷方式包括潘生丁、腺苷和多巴酚丁胺药物负荷。

5. BE 【解析】负荷试验的方法选择上应首选运动负荷，不能行运动负荷时再选用药物负荷方式。潘生丁药物负荷的禁忌证包括急性心肌梗死、严重左主干病变、不稳定性心绞痛、严重心律失常、支气管哮喘、低血压和氨茶碱过敏者等。腺苷的代谢较快，副作用持续的时间多<1min。

6. BCD 【解析】行 ^{99m}Tc-MIBI 显像时，应在注射显像剂后 30min 进食脂餐。心肌灌注显像对空腹血糖没有特殊要求，^{18}F-FDG 心肌代谢显像对空腹血糖有要求。

7. BCDE 【解析】首次通过法是心血池显像时采用的一种图像采集方法。

8. ABCDE 【解析】心肌灌注显像优等图像的评价标准包括：图像采集过程中受检者无位移；静息与负荷图像对位良好；采集计数充足；图像的归一化均以心肌本身计数最高者为标准；无心脏外放射性摄取；左心室各壁显影清晰，心室腔内无明显放射性聚集和 CT 衰减校正图像与 MPI 图像配准无误等。

9. ABDE 【解析】负荷 - 静息心肌灌注显像的异常放射性分布包括可逆性缺损、固定性缺损、部分可逆性缺损和“花斑”样改变。超级影像是全身骨显像中的一种特殊图像表现。

10. ACE 【解析】心肌灌注显像时产生图像伪影的常见原因包括与仪器有关的伪影(泛源视野的不均匀性,旋转中心偏离和探头倾斜)、与受检者有关的伪影(位移,软组织衰减,心脏周围非靶器官放射性浓聚)、图像处理过程中产生的伪影(滤波参数,散射,左室心尖和心底的选择)、与非冠状动脉疾病有关的伪影(左束支传导阻滞,左室肥厚,间隔)。

11. BDE 【解析】平衡法心血池显像所获得的反映收缩功能的指标主要包括心室射血分数(ejection fraction,EF)、前 1/3EF、局部 EF、高峰射血率、心输出量和每搏容量。高峰充盈率和平均充盈率是反映舒张功能的指标,收缩末期容积是反映心室容积的指标。

12. BD 【解析】如果糖尿病患者的血糖浓度增高,可用胰岛素将血糖控制在适当水平后行 ^{18}F-FDG 心肌代谢显像。注射药物前 10min 和检查前的一段时间,受检者应完全处于休息状态。

三、简答题

1. 简述心肌灌注显像的显像原理及临床上常用的显像剂。

答:显像原理:由于正常或有功能的心肌细胞能够选择性摄取某些放射性核素或其标记物,心肌组织局部放射性药物的蓄积量与该部位的血流量成比例关系,利用 SPECT 等设备进行心脏断层或平面显像,正常和有功能的心肌组织显影,而坏死的心肌组织和缺血心肌组织不显影(缺损)或影像变淡(稀疏),达到了解心肌供血和诊断心脏疾病之目的。常用的显像剂包括单光子类显像剂和正电子类显像剂。前者主要包括氯化亚 ^{201}铊(^{201}Tl)、^{99m}Tc- 甲氧基异丁基异腈(MIBI)、^{99m}Tc-tetrofosmin 和 ^{99m}Tc-teboroxime 等;后者主要包括铷-82(^{82}Rb)、^{15}O 水($H_2{}^{15}O$)和 ^{13}N 氨水($^{13}N\text{-}NH_3$)等。

2. 简述心肌灌注显像行负荷试验的原理和意义以及主要的负荷方式。

答:原理和意义:由于冠脉循环的代偿性适应能力,只要心肌血氧供需平衡,即使冠状动脉存在明显狭窄(70%~80%),在静息状态下,MPI 仍可能无明显异常,只有严重的冠脉狭窄(内径狭窄>85%),远端的冠脉血流量才下降,心肌的血流灌注才表现为异常。在负荷状态下,心肌的耗氧量和冠脉血流量明显增加,正常冠脉血流量可增加 3~5 倍,而狭窄冠脉血流量轻度增加或不增加,导致静息状态下显像正常的病变冠脉血流供应区域得以暴露,从而达到提高检出心肌缺血之目的。负荷试验类型包括运动(平板和踏车)负荷和药物(潘生丁、腺苷和多巴酚丁胺等)负荷试验。

3. 简述心肌灌注显像异常放射性分布的类型和主要临床意义。

答:心肌灌注显像异常放射性分布主要可分为以下几种类型:①可逆性缺损,主要见于可逆性心肌缺血;②固定性缺损,多见于心肌梗死、心肌瘢痕或部分严重缺血的心肌;③部分可逆性缺损,提示存在部分心肌可逆性缺血,或心肌梗死并伴有缺血;④反向再分布,可能与急性心肌梗死再通后的心肌功能损伤和冠脉闭塞后侧支循环形成等因素有关;⑤“花斑”样改变,多见于心肌炎和心肌病。

4. 心肌灌注显像优等图像的评价标准有哪些?

答:心肌灌注显像优等图像的评价标准包括:①图像采集过程中受检者无位移;②静息与负荷图像对位良好;③采集计数充足;④图像的归一化均以心肌本身计数最高者为标准;⑤无心脏外放射性摄取,或至少是心肌与周围组织(如肝、胆和肠道等)分界清楚;⑥左心室各壁显影清晰,心室腔内无明显放射性聚集;⑦ CT 衰减校正图像与 MPI 图像配准无误。

5. 平衡法心血池显像(ERNA)所获得的主要参数有哪些?

答:①反映心室收缩功能的参数:包括心室射血分数(VEF)、局部射血分数(REF)、高峰射血率(PER)和前 1/3 射血分数(1/3EF)、心输出量(CO)和每搏容量(SV)等。②反映心室舒张功能的参数:包括高峰充盈率(PFR)、前 1/3 充盈分数(1/3FF)、高峰充盈时间(TPFR)和平均充盈率(AFR)等。③反映心室容量负荷的参数:包括舒张末期容量(EDV)和收缩末期容量(ESV)等。④局部心室壁活动:可分为运动正常、运动低下、无运动和反向运动。

(程 旭)

第十章　骨骼系统检查技术

学习目标

1. 掌握　骨显像的显像剂，适应证和禁忌证，患者准备；全身骨显像、局部骨显像、骨动态显像、骨断层显像和SPECT/CT融合显像采集步骤，常见伪影及处理。

2. 熟悉　骨显像（^{99m}Tc-MDP和^{18}F-NaF）的显像原理、图像质量评价、图像分析（正常图像和异常图像）。

3. 了解　骨显像放射性药物学，定量SPECT/CT显像图像采集步骤。

重点和难点内容

一、放射性药物学

（一）骨显像剂

骨显像剂主要有两大类，即^{99m}Tc标记的磷酸盐和膦酸盐。前者在软组织中清除较慢，本底高，并且P-O-P键在血液、软组织及骨骼表面易被磷酸酶水解，所以显影质量差，目前临床较少用于骨显像；后者分子结构中含有机的P-C-P键，以^{99m}Tc-MDP（亚甲基二膦酸盐）为代表，其不易被磷酸酶水解，静脉注射后2~3小时50%~60%的显像剂沉积在骨骼中，其余显像剂经肾排出，靶与非靶组织比值高，是比较理想的显像剂，也是目前临床主要使用的骨显像剂。

（二）^{18}F-氟化钠（^{18}F-sodium fluoride，Na^{18}F）

^{18}F-氟化钠近年亦被应用于骨显像。^{18}F与骨骼中羟基磷灰石晶体中OH^-化学性质类似，可与之进行离子交换而具有很强的亲骨性。与^{99m}Tc标记的显像剂比较，Na^{18}F具有更好的药代动力学特性，如更快的血液清除速率和更高的骨骼摄取（比^{99m}Tc-MDP高出2倍），具有更佳的骨/本底放射性比值，显示解剖结构更为清晰，但由于Na^{18}F必须由医用回旋加速器生产，且显像设备为PET或PET/CT，费用较高，限制了其作为骨显像剂在临床上的普及应用。

二、适应证和禁忌证

（一）适应证

1. 有恶性肿瘤病史，早期寻找骨转移灶，治疗后随诊。
2. 评价不明显原因的骨痛和血清碱性磷酸酶升高。
3. 已知原发骨肿瘤，检查其他骨骼受累情况以及转移病灶。
4. 临床怀疑骨折。
5. 早期诊断骨髓炎。
6. 临床可疑代谢性骨病。
7. 诊断缺血性骨坏死。

8. 骨活检的定位。

9. 观察移植骨的血供和存活情况。

10. 探查、诊断骨、关节炎性病变和退行性病变。

11. 评价骨病治疗前后的疗效。

（二）禁忌证

无明确禁忌证，孕妇及哺乳期妇女使用应谨慎。妊娠期内一般不用，必须使用时，应权衡利弊。哺乳期妇女必须用本品时，应停止哺乳24~48小时。对特殊人群，应提前做好宣教和相关措施。

三、常见伪影及处理

（一）技术伪影

1. 放射性药物的质量问题 放射性药物的质量是影像图像质量的主要原因，包括标记物的化学纯、放化纯和药物稳定性等。标记好的放射性药物应尽快使用，放置时间越长，其稳定性越差。

2. 注射技术伪影 由注射失败或不当造成。推注速度过快/压力过大或体位变动，药物外渗，表现为注射点浓聚，较易排除。误将显像剂注入动脉可出现该动脉供血区软组织浓聚影。

3. 图像采集伪影 是仪器本身质量问题（旋转中心偏移或仪器均匀性校正不当）或患者体位变动（多见，体位变动伪影在断层重建时更明显）或图像重建伪影（投影后伪影）。做好日常质控，确保设备处于最佳状态是获得高质量图像的基本保障。加强检查前宣教，取得患者的信任和配合是获得高质量图像的重要途径。

（二）泌尿系统异常

肾脏大小/位置异常（异位肾/肾下垂）及先天性泌尿系统结构异常是造成骨外伪影的最常见原因。肾盂和肾盏扩张积水、输尿管扩张也可表现为腹部异常影像。

（三）软组织和器官对骨显像剂的异常摄取

1. 骨化性肌炎。

2. 软组织和器官内钙化。

3. 多种因素综合作用，如间质容积扩大、局部血流和渗透性改变及组织局部钙化等。

4. 放疗后改变。

5. 组织缺血坏死、肾衰竭和高钙血症器官内钙盐沉积。

6. 新鲜的心肌梗死和心肌淀粉样变。

7. 胸腔积液。

8. 某些软组织肿瘤及其转移灶，如神经母细胞瘤、乳腺癌和肺癌摄取显像剂。

（四）其他原因

1. 特殊治疗措施 二膦酸盐治疗后的骨质疏松患者摄取显像剂减少。多次输血、高钙血症和化疗后的患者双肾异常浓聚，为“热肾”，因此需要了解患者近期治疗方案。

2. 骨外骨肉瘤

3. 肠道粪块

为避免技术伪影产生，须排除技术方面（药物/注射/图形采集重建）、泌尿系统、软组织和器官异常摄取或其他特殊原因，了解患者目前的治疗方案，结合其他影像学检查综合分析。

习 题

一、单项选择题

【A 型题】

1. 患儿,男性,2 岁,体重 12kg,因“神经母细胞瘤”行全身骨显像。该患儿合适的显像剂剂量是

A. 1mCi　　B. 2mCi　　C. 4mCi
D. 5mCi　　E. 3mCi

2. 放射性核素骨显像能比 X 线检查提前发现骨转移性肿瘤,提前的时间通常为

A. 3~6 个月　　B. 1~2 个月　　C. 7~9 个月
D. 6~12 个月　　E. 2~3 个月

3. 当全身骨显像不能辨别病灶来自肩胛骨或肋骨时,须加做的特殊体位是

A. 胸部前位像　　B. 胸部前斜位像
C. 胸部后斜位像　　D. 胸部双臂抬高后位像
E. 胸部后位像

4. 三时相骨显像的三时相是指

A. 早期相、中期相和晚期相　　B. 动脉相、静脉相和混合相
C. 动态相、中间相和静态相　　D. 动态相、过度相和静止相
E. 血流相、血池相和延迟相

5. 患者,男性,27 岁,因车祸外伤行“左股骨干骨折内固定术”。术后 1 年,骨折部位出现疼痛,偶尔出现发热,白细胞 12×10^9 个 /L,该患者首先的检查是

A. ^{18}F-FDG PET/CT　　B. X 线片　　C. MR
D. CT　　E. 三时相骨显像

6. 通常 ^{99m}Tc-MDP 局部骨显像的时间是

A. 注射后即刻　　B. 注射后 3 小时
C. 注射后 12 小时　　D. 注射后 24 小时
E. 注射后 48~72 小时

7. 为了更好地了解双足局部病灶的解剖定位,须做

A. 双足断层骨显像　　B. 坐位或蹲位像(骶骨垂直于探头)
C. 下胸椎和腰椎后斜位像　　D. 胸部前斜位像
E. 双臂抬高胸部后位像

8. 二膦酸类骨显像剂集聚到骨组织的机制是

A. 离子交换和化学吸附　　B. 吞噬作用
C. 主动转运　　D. 被动扩散
E. 非特异性吸附

9. 放射化学纯度是指

A. 所指定的放射性核素的放射活度占药物中总放射性活度的百分数
B. 放射性核素的辐射度
C. 放射性核素的活度
D. 特定化学结构的放射性药物的放射性占总放射性的百分数

E. 特定化学结构的化合物的含量

10. 在 $Na^{99m}TcO_4$ 标记 MDP 后，骨显像时发现所有患者甲状腺显影，最可能的原因是
A. 甲状腺恶性变
B. 标记的 $Na^{99m}TcO_4$ 洗脱液游离 $^{99m}TcO_4^-$ 含量较高
C. 标记用的 MDP 负压药盒瓶盖漏气
D. $Na^{99m}TcO_4$ 放射性浓度和比活度不够
E. 以上都不对

11. 关于 ^{99m}Tc-MDP 骨显像，显像剂被器官或组织摄取的机制是
A. 化学吸附　B. 细胞吞噬　C. 选择性排泄
D. 选择性浓聚　E. 通透弥散

12. ^{99m}Tc-MDP 药物质量控制中，发货或使用前必须进行检验的质量控制项目**不包括**
A. 放射性核纯度　B. 放射性活度　C. 放射性化学纯度
D. 颗粒度　E. 以上都不是

13. 核素骨显像目前最常用的显像剂是
A. ^{99m}Tc-MIBI　B. ^{99m}Tc-DTPA　C. ^{99m}Tc-硫胶体
D. ^{99m}Tc-MDP　E. ^{99m}Tc-PYP

14. 目前临床上常用的 ^{99m}Tc 标记的膦酸盐类骨显像剂，其分子中含有的化学键是
A. P O P　B. P-C-P　C. P-O-P
D. N-O-N　E. N-C-N

15. 关于 ^{99m}Tc-MDP 药物质量检测，下列**不正确**的是
A. 放射性活度检测　B. 化学量检测　C. 生物活性检测
D. 药物体积测定　E. 毒性效应检测

16. 造成伪影的原因**不包括**
A. 显像剂标记率低　B. 注射失败　C. 肥胖
D. 设备故障　E. 体位移动

17. 人体骨骼系统中骨骼的数量是
A. 196 块　B. 206 块　C. 216 块
D. 226 块　E. 236 块

18. 骨依形态可分为 4 类，**不包括**
A. 圆骨　B. 长骨　C. 短骨
D. 扁骨　E. 不规则骨

19. 属于中轴骨的是
A. 胫骨　B. 颅骨　C. 肩胛骨
D. 股骨　E. 锁骨

20. 属于附肢骨的是
A. 颅骨　B. 脊柱骨　C. 锁骨
D. 胸骨　E. 肋骨

21. 骨是一种器官，它的构造**不包括**
A. 血管　B. 淋巴管　C. 神经
D. 肌肉　E. 骨髓

22. 骨显像的优点**不包括**
A. 价格低廉　B. 探查成骨病变的灵敏度高
C. 肿瘤特异性显像　D. 一次可以显示全身骨骼
E. 一次成像可判断单骨或多骨病变

23. 常用的骨显像剂为
A. ^{99m}Tc-MDP　B. $^{99m}TcO_4^-$　C. ^{99m}Tc-RBC
D. ^{99m}Tc-MIBI　E. ^{99m}Tc-DTPA

24. ^{99m}Tc-MDP 骨成像的原理为
A. 渗透弥散　B. 化学吸附　C. 特异性结合
D. 主动摄取　E. 代谢合成

25. 病灶成骨细胞活跃时,骨显像主要表现为
A. 病灶 ^{99m}Tc-MDP 浓聚增加　B. 病灶 ^{99m}Tc-MDP 浓聚正常
C. 病灶 ^{99m}Tc-MDP 浓聚减少　D. 病灶无 ^{99m}Tc-MDP 浓聚
E. 以上情况均可

26. 溶骨病灶,骨显像主要表现为
A. 病灶 ^{99m}Tc-MDP 浓聚增加　B. 病灶 ^{99m}Tc-MDP 浓聚正常
C. 病灶 ^{99m}Tc-MDP 浓聚减少　D. 病灶无 ^{99m}Tc-MDP 浓聚
E. 以上情况均可

27. ^{99m}Tc-MDP 主要的排泄器官为
A. 肾脏　B. 肝脏　C. 皮肤
D. 肺脏　E. 直肠

28. MDP 拥有的有机键是
A. P-C-P　B. P-O-P　C. P-S-P
D. P-N-P　E. P-H-P

29. 探查和诊断关节炎性病变和退行性病变时,可选用的核医学显像为
A. MRI　B. CT　C. 全身骨显像
D. 心电图　E. 肾动态显像

30. 全身骨显像适应证**不包括**
A. 存在恶性肿瘤病史,早期筛查骨转移灶,治疗随访
B. 诊断缺血性骨坏死
C. 可疑代谢性骨病
D. 测定骨密度
E. 早期诊断骨髓炎

31. 骨显像主要适应证是
A. 甲状旁腺功能减退　B. 肾盂积水
C. 骨转移瘤　D. 甲亢
E. 缺血性心肌病

32. ^{99m}Tc-MDP 在骨显像中的常用剂量为
A. 37~74MBq　B. 74~185MBq　C. 185~370MBq
D. 555~1 110MBq　E. 1 110~2 220MBq

33. 通过从头到足扫描的一次检查获得全身骨图像的检查,通常称为
A. 局部骨显像　B. 断层骨显像
C. 全身骨显像　D. 平面骨显像
E. 骨代谢显像
34. 全身骨显像时,最佳的显像时间一般是注射 ^{99m}Tc-MDP 后的
A. 0.5~1h　B. 3~4h　C. 5~6h
D. 7~8h　E. 12~24h
35. 婴幼儿可进行骨显像检查的时间为在骨显像剂 ^{99m}Tc-MDP 注射后
A. 0.5h　B. 1h　C. 1.5h
D. 3h　E. 5h
36. 根据病情只对一个部位骨骼进行检查的是
A. 局部骨显像　B. 断层骨显像
C. 全身骨显像　D. 平面骨显像
E. 骨代谢显像
37. 包括弹丸式注射显像剂后的动态血流、早期血池和骨显像的检查,常称为
A. 局部骨显像　B. 全身骨显像
C. 四时相骨显像　D. 三时相骨显像
E. 断层骨显像
38. 注射骨显像剂后,一般鼓励患者饮水
A. 100~200ml　B. 200~300ml
C. 300~400ml　D. 500~1 000ml
E. 2 000~5 000ml
39. 注射骨显像剂后,为了保证骨显像质量,一般多饮水的时间控制在
A. 显像前　B. 显像后
C. 注射显像剂即刻至其后 1h　D. 注射显像剂即刻至其后 2h
E. 注射显像剂即刻至其后 24h
40. 骨显像完成后,嘱患者多饮水的目的是
A. 防止肾结石　B. 减少辐射剂量
C. 防止膀胱结石　D. 防止前列腺癌
E. 防止前列腺炎
41. 有关松质骨显像正常图像的描述,不正确的是
A. 血池相骨影模糊
B. 全身骨骼呈对称性放射性分布
C. 密质骨放射性分布高于松质骨
D. 松质骨血运丰富,能摄取较多的显像剂
E. 耻骨联合有时受膀胱放射性干扰,显示不清
42. 可产生骨异常的放射性缺损或减低区的病变是
A. 畸形性骨炎　B. 骨膜撕裂
C. 原发性骨肿瘤　D. 甲状旁腺功能亢进
E. 多发性骨髓瘤

43. 全身骨显像时，可出现骨外异常放射性浓聚区的疾病是

A. 骨囊肿　　B. 多发性骨髓瘤
C. 畸胎瘤　　D. Paget 病
E. 骨转移瘤

44. 患者，男性，67 岁，因"不明原因多发骨痛"就诊。该患者首选的检查是

A. ^{18}F-FDG PET/CT　　B. X 线片
C. MR　　D. CT
E. 全身骨显像

45. 某多程化疗后肿瘤患者为评估骨骼受累情况行"全身骨显像"（图 10-1），造成双肾此种表现的原因是

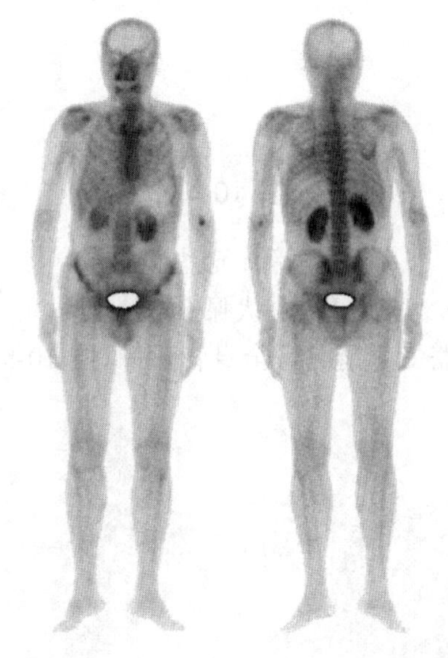

图 10-1

A. 饮水过多　　B. 饮水不足
C. 化疗所致的"热肾"　　D. 检查前未排尿
E. 显像剂标记率低

46. 某肿瘤患者为评估骨骼受累情况行全身骨显像 + 局部断层显像（见文末彩图 10-2），盆部异常浓聚可诊断为

A. 尿液污染　　B. 肠道粪块
C. 髂骨转移　　D. 骨外骨肉瘤
E. 股骨头坏死

47. 某肿瘤患者为评估骨骼受累情况行全身骨显像 + 局部断层显像（见文末彩图 10-3），腹部异常浓聚可诊断为

A. 尿液污染　　B. 肠道粪块
C. 肠梗阻　　D. 畸胎瘤
E. 结肠癌肿块钙化

48. 某肿瘤患者为评估骨骼受累情况行全身骨显像（图 10-4），较为少见的伪影是

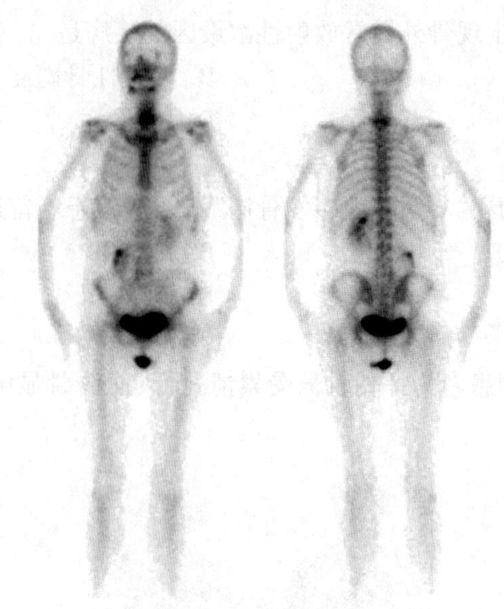

图 10-4

A. 肾下垂　　B. 膀胱充盈　　C. 尿液污染

D. 鼻窦摄取　　E. 甲状腺摄取

49. 某肿瘤患者为评估骨骼受累情况行全身骨显像(图 10-5),肿瘤累及的骨骼是

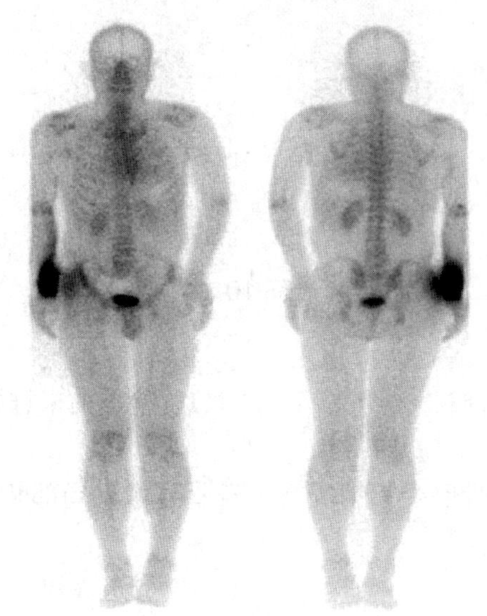

图 10-5

A. 骶骨　　B. 髂骨　　C. 尺桡骨

D. 肘关节　　E. 正常图像

50. 患者,男,78 岁,肺肿瘤,为评估骨骼受累情况行全身骨显像(图 10-6),造成该现象的原因是

A. 高龄　　B. 饮水不足　　C. 设备故障

D. 药物标记率低　　E. 药物衰变

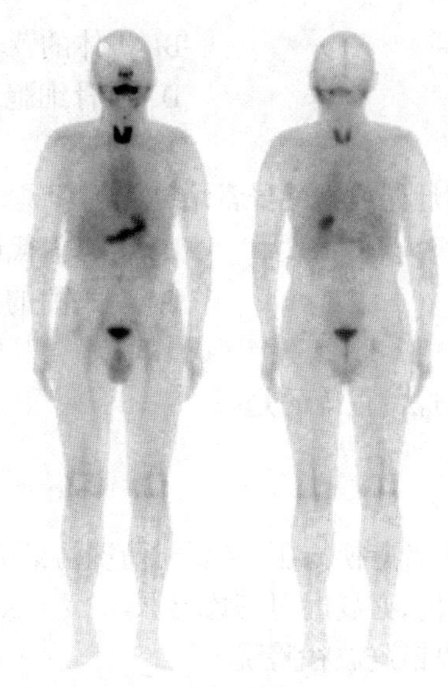

图 10-6

二、多项选择题

1. 三时相骨显像包括
   A. 血流相　　B. 断层显像
   C. 延迟相　　D. 延迟到 24h 的骨静态显像
   E. 血池相
2. 不同时期股骨头缺血性坏死的影像特点可为
   A. 放射性分布稀疏　　B. 放射性分布缺损
   C. “炸面圈”征　　D. “楔形”切迹
   E. 放射性浓聚
3. 原发性恶性骨肿瘤骨显像的表现为
   A. 血流灌注明显增加
   B. 血池相放射性分布增加
   C. 延迟相局部放射性分布增加
   D. 除原发灶外其他骨骼可显示为正常
   E. 所有骨骼影像未见异常
4. 骨显像的注意事项包括
   A. 受检者注射显像剂后应尽量多饮水
   B. 显像前受检者应尽量排空膀胱
   C. 受检者排尿时应避免污染衣裤或体表
   D. 显像前应去除受检者身体上的金属物品
   E. 对于疼痛严重而不能平卧的患者应给予镇痛剂
5. 骨转移瘤的好发部位为
   A. 长管状骨　　B. 脊柱　　C. 肋骨
   D. 骨盆　　E. 手、足骨
6. 影响骨显像的因素有

A. 显像剂的剂量
B. 机体的营养状态
C. 局部血流量
D. 成骨细胞活性
E. 无机盐代谢程度

7. 在病理情况下,造成骨病灶处放射性异常增高的因素是
A. 血供增多
B. 无机盐代谢增强
C. 成骨细胞活跃
D. 有关酶的活性降低
E. 新骨形成

8. 关于骨盆局部骨显像的方法,正确的是
A. 检查前最好排空尿袋
B. 检查前空腹
C. 怀疑患者有污染,则患者应换衣服,必要时清洗污染部位
D. 膀胱增大影响盆内结构,必要时可考虑导尿
E. 有些情况下,可将一块铅皮放在膀胱

9. 骨显像适应证是
A. 有恶性肿瘤病史,早期寻找骨转移灶,治疗后随诊
B. 评价不明显原因的骨痛和血清碱性磷酸酶升高
C. 已知原发骨肿瘤,检查其他骨骼受累情况以及转移病灶
D. 临床怀疑骨折
E. 早期诊断骨髓炎

10. 下列可引起骨显像伪影的是
A. 放射性药物的质量问题
B. 注射技术伪影
C. 图像采集伪影
D. 泌尿系统异常
E. 软组织和器官对骨显像剂的异常摄取

三、简答题

1. 骨显像的显像剂有哪些?
2. 骨显像的适应证是什么?
3. 骨显像的禁忌证是什么?
4. 简述骨动态显像的采集步骤。
5. 骨显像的技术伪影有哪些,如何避免?

参考答案

一、单项选择题

【A 型题】

1. E 【解析】成年人使用剂量为 555~925MBq(15~25mCi),体重大的患者可酌情加量;儿科患者剂量按 250μCi/kg 计算,最小剂量不应低于 1mCi。

2. A 【解析】对于恶性肿瘤患者,定期随访可早期发现骨转移,比 X 线骨片早 3~6 个月。

3. D 【解析】当肩胛骨和肋骨重叠时,将双臂抬高,肩胛骨与肋骨相对位置改变,进而可以鉴别病灶位于肩胛骨上或者是肋骨上。

4. E【解析】三时相骨显像也称为骨动态显像，是指一次性静脉注射骨显像剂后分别于不同时间进行成像，获得局部骨骼早期的血流灌注相、血池相影像以及延迟相的骨骼影像。

5. E【解析】三时相骨显像可以用来鉴别假体松动、骨髓炎或软组织感染。

6. B【解析】局部骨显像同全身骨显像上机检查时间一致，均是注射显像剂 ^{99m}Tc-MDP 后 2~4h 检查，不同的是局部骨显像采集的是局部骨骼。

7. A【解析】骨显像时加做局部断层融合显像可以获得功能相、解剖相和融合相，在功能相上发现的病变结合 CT 图像能更好地进行解剖定位。

8. A【解析】骨由有机物、无机盐和水等组成。无机盐主要是以羟基磷灰石晶体 [$Ca_{10}(PO_4)_6(OH)_2$] 形式存在。骨可对物质进行离子交换和 / 或化学吸附。骨显像就是利用这一特性，将亲骨性二膦酸类放射性核素引入人体后，聚集于未成熟的羟基磷灰石晶体内，在体外利用 SPECT 探测其发射的射线，使骨骼显像。

9. D【解析】基础概念题。放射化学纯度是指特定化学结构的放射性药物的放射性占总放射性的百分数。

10. B【解析】Na^{99m}TcO$_4$ 标记 MDP 时洗脱液游离 ^{99m}TcO$_4^-$ 含量较高，^{99m}TcO$_4^-$ 可使甲状腺显影。

11. A【解析】骨由有机物、无机盐和水等组成。无机盐主要是以羟基磷灰石晶体 [$Ca_{10}(PO_4)_6(OH)_2$] 形式存在。骨可对物质进行离子交换和 / 或化学吸附。骨显像就是利用这一特性，将亲骨性二膦酸类放射性核素引入人体后，聚集于未成熟的羟基磷灰石晶体内，在体外利用 SPECT 探测其发射的射线，使骨骼显像。

12. A【解析】^{99m}Tc-MDP 发货或使用前必须进行检验的质量控制项目包括①性状；② pH；③放射化学纯度；④放射性活度；⑤颗粒大小。

13. D【解析】核素骨显像目前最常用显像剂是 ^{99m}Tc 标记的 MDP。

14. B【解析】^{99m}Tc 标记的膦酸盐类骨显像剂，其分子中含有的化学键是二膦酸键 P-C-P。

15. D【解析】药物体积测定不属于药物质量测定。

16. C【解析】显像剂标记率低、注射失败、设备故障、体位移动均可造成伪影。

17. B【解析】全身由 206 块骨连接构成。

18. A【解析】骨依形态分为长骨、短骨、扁骨、不规则骨。

19. B【解析】按骨所在位置可分为 2 类，中轴骨和附肢骨。

20. C【解析】锁骨属于附肢骨。

21. D【解析】骨是一种器官，它的构造包括骨质、骨髓、骨膜、血管、淋巴管、神经。

22. C【解析】骨显像不是肿瘤特异性显像。

23. A【解析】常用的骨显像剂是 ^{99m}Tc-MDP。

24. B【解析】^{99m}Tc-MDP 骨成像的原理是显像剂的化学吸附。

25. A【解析】病灶成骨细胞活跃时，摄取显像剂 ^{99m}Tc-MDP 增加，图像上表现为病灶浓聚增加。

26. C【解析】溶骨病灶，病灶成骨细胞不活跃，摄取显像剂 ^{99m}Tc-MDP 减少，图像上表现为病灶浓聚减少。

27. A【解析】^{99m}Tc-MDP 主要经肾脏排泄。

28. A【解析】MDP 拥有二磷酸键 P-C-P。

29. C 【解析】全身骨显像可用于探查和诊断关节炎性病变和退行性病变，表现为摄取增加。

30. D 【解析】A、B、C、E 均是全身骨显像适应证。D 的测定骨密度需骨密度仪。

31. C 【解析】骨显像主要适应证是早期发现骨转移瘤。

32. D 【解析】^{99m}Tc-MDP 成年人使用剂量为 555~925MBq（15~25mCi），体重大的患者可酌情加量；儿科患者剂量按 250μCi/kg 计算，最小剂量不应低于 1mCi。

33. C 【解析】通过从头到足扫描的一次检查获得全身骨显像的检查，通常称为全身骨显像。

34. B 【解析】全身骨显像时，最佳显像时间一般是注射 ^{99m}Tc-MDP 后的 3~4h。

35. C 【解析】婴幼儿可在骨显像剂 ^{99m}Tc-MDP 注射后 1.5h 进行骨显像检查。

36. A 【解析】根据病情只对一个部位骨骼进行的检查称为局部骨显像。

37. D 【解析】三时相骨显像包含血流相（灌注情况）、血池相（软组织）和延迟相（骨显像）。

38. D 【解析】注射骨显像剂后，一般鼓励患者饮水 500~1 000ml 加快代谢。

39. D 【解析】注射骨显像剂后，一般多饮水的时间控制在注射即刻至其后 2h。

40. B 【解析】显像完成后，嘱患者多饮水的目的是加快排泄，减少辐射剂量。

41. C 【解析】松质骨血运丰富，能摄取较多的显像剂，密致骨放射性分布低于松质骨。

42. E 【解析】多发性骨髓瘤有溶骨性病灶。

43. C 【解析】排除法，只有畸胎瘤可出现骨外异常放射性浓聚区。

44. E 【解析】对于恶性肿瘤患者，定期随访可早期发现骨转移，比 X 线骨片早 3~6 个月。全身骨显像还可鉴别不明原因的骨痛，发现隐匿性骨折，观察移植骨的存活情况及人工关节置换术后的随访。

45. C 【解析】多程化疗可导致全身骨显像时肾脏摄取显像剂增加，即“热肾”。

46. D 【解析】断层融合显像提示骨外骨肉瘤。

47. E 【解析】CT 提示浓聚灶位于腹腔内，故不是尿液污染。浓聚灶密度不均匀，有钙化灶，肠壁不均匀增厚，故排除肠道粪块和肠梗阻。浓聚灶没有脂质密度，可排除畸胎瘤。因此考虑结肠癌肿块钙化。

48. A 【解析】肾下垂为较为少见的解剖变异。

49. E 【解析】注射点为右侧前臂远端，显像剂较多残留，右侧髂骨因局部放射性计数溢出而出现伪影。采集图像前未完全排空膀胱，故膀胱区浓聚。

50. D 【解析】^{99m}Tc 标记 MDP 时药物标记率低，洗脱液游离 $^{99m}TcO_4^-$ 含量较高，$^{99m}TcO_4^-$ 可使甲状腺显影。

二、多项选择题

1. ACE 【解析】三时相骨显像包括血流相、血池相、延迟相。

2. ABCE 【解析】股骨头缺血性坏死的影像特点不包括“楔形”切迹。

3. ABCD 【解析】考察三时相骨显像，原发性恶性骨肿瘤血流相、血池相和延迟相均放射性增加，原发灶以外的骨骼显像正常。

4. ABCDE 【解析】A~E 均是骨显像的注意事项。

5. BCD 【解析】骨转移瘤好发于松致骨，脊柱、肋骨、骨盆均好发，手足骨较少见转移。

6. ACDE 【解析】显像剂的剂量、局部血流量、成骨细胞活性、无机盐代谢程度均影响骨显像的成像。

7. ABCE 【解析】血供增多、无机盐代谢增强、成骨细胞活跃、新骨形成均可造成骨显像骨病灶处放射性异常增高。

8. ACDE 【解析】检查前无须空腹。

9. ABCDE 【解析】A、B、C、D、E 均是骨显像适应证。

10. ABCDE 【解析】A、B、C、D、E 均可引起骨显像伪影。

三、简答题

1. 骨显像的显像剂有哪些?

答:单光子显像剂 ^{99m}Tc 标记的磷酸盐,如 ^{99m}Tc-MDP,或 ^{99m}Tc 标记的磷酸盐,如 ^{99m}Tc-PYP;正电子显像剂,如 ^{18}F-NaF。

2. 骨显像的适应证是什么?

答:

(1) 有恶性肿瘤病史,早期寻找骨转移灶,治疗后随诊。

(2) 评价不明原因的骨痛和血清碱性磷酸酶升高。

(3) 已知原发骨肿瘤,检查其他骨骼受累情况以及转移病灶。

(4) 临床怀疑骨折。

(5) 早期诊断骨髓炎。

(6) 临床可疑代谢性骨病。

(7) 诊断缺血性骨坏死。

(8) 骨活检的定位。

(9) 观察移植骨的血供和存活情况。

(10) 探查、诊断骨、关节炎性病变和退行性病变。

(11) 评价骨病治疗前后的疗效。

3. 骨显像的禁忌证是什么?

答:无明确禁忌证,孕妇及哺乳期妇女使用应谨慎。妊娠期内一般不用,必须使用时,应权衡利弊。哺乳期妇女必须用本品时,应停止哺乳 24~48 小时。对特殊人群,应提前做好宣教和相关措施。

4. 简述骨动态显像的采集步骤。

答:"弹丸"式静脉注射。显示器上出现血流影后即刻采集血流相,血流相结束后 3 分钟采集血池相,注射后 2~6h 采集延迟相。必要时延迟至 24h。

5. 骨显像的技术伪影有哪些,如何避免?

答:

(1) 放射性药物的质量问题。放射性药物的质量是影响图像质量的主要原因,包括标记物的化学纯、放化纯和药物稳定性等。标记好的放射性药物应尽快使用,放置时间越长,其稳定性越差。

(2) 注射技术伪影由注射失败或不当造成。推注速度过快 / 压力过大或体位变动,药物外渗,表现为注射点浓聚,较易排除。误将显像剂注入动脉,可出现该动脉供血区软组织浓聚影。

(3) 图像采集伪影,是仪器本身质量问题(旋转中心偏移或仪器均匀性校正不当)或患者体位变动(多见,体位变动伪影在断层重建时更明显)或图像重建伪影(投影后伪影)。做好日常质控,确保设备处于最佳状态是获得高质量图像的基本保障。

(姚树展)

第十一章 呼吸系统检查技术

学习目标

1. 掌握 肺通气/灌注显像的显像剂及显像原理、适应证、采集条件、正常影像与异常影像。

2. 熟悉 肺通气/灌注显像的检查前准备等。

3. 了解 肺通气/灌注显像的伪影。

重点和难点内容

肺通气/灌注显像的显像剂及原理、采集条件、正常与异常影像。

习 题

一、单项选择题

【A型题】

1. 下列关于锝气体的说法错误的是
   A. 颗粒的直径约为0.005~0.200μm，大小均匀，末梢气管渗透能力强，肺通气成像效果佳
   B. 沉积在肺内后，60分钟内稳定分布，适合进行多角度及体层显像
   C. 具有疏水性，易于通过聚集而颗粒增大，因此应在标记后10分钟内迅速使用
   D. 被吞噬细胞清除
   E. 使用锝气体以将慢性阻塞性肺疾病患者的热区问题降至最低
2. 肺灌注显像中，放射性药物的利用途径是
   A. 细胞选择性摄取　B. 化学吸附作用　C. 微血管栓塞
   D. 特异性结合　E. 通道、灌注和生物区分布
3. 为达到更好的影像诊断效能，较理想的肺通气/灌注显像的活度比是
   A. 1∶4　B. 2∶3　C. 1∶2
   D. 1∶5　E. 1∶3
4. 肺通气显像中，建议一般成年患者吸入锝气体活度为
   A. 40~60MBq　B. 15~25MBq　C. 25~30MBq
   D. 35~45MBq　E. 45~65MBq
5. 肺通气显像正常，肺灌注显像呈缺损改变，不考虑为
   A. 肺动脉血栓栓塞症　B. 慢性阻塞性肺疾病　C. 肺动脉狭窄
   D. 大动脉炎　E. 肺动脉占位
6. 肺通气/灌注最常用的检查体位是

A. 站立位，双臂上举抱头　　B. 站立位，双臂垂直
C. 坐位，双臂上举抱头　　D. 仰卧位，双臂上举抱头
E. 坐位，双臂垂直

7. 肺灌注显像平面显像中，推荐每个体位采集的放射性计数为
A. 200~600k　　B. 600~800k　　C. 500~1 000k
D. 800~1 200k　　E. 1 000~1 500k

8. 肺通气 / 灌注的最常见伪影是
A. 呼吸运动伪影　　B. 金属伪影
C. 放射性颗粒凝集伪影　　D. 仪器系统误差伪影
E. 容积伪影

【B 型题】

（9~10 题共用备选答案）
A. ^{133}Xe　　B. ^{81m}Kr　　C. ^{99m}Tc-DTPA
D. ^{99m}Tc-technegas　　E. ^{99m}Tc-MAA

9. 肺通气显像效果最好的显像剂是
10. 肺灌注显像使用的显像剂是

二、多项选择题

1. 为排除肺栓塞，建议单独先行肺灌注检查的患者是
A. 孕妇　　B. 肺动脉高压患者
C. 疑似大面积肺栓塞患者　　D. 儿童
E. 肺通气功能极差患者

2. 肺灌注显像，注射 ^{99m}Tc-MAA 的注意事项有
A. 抽取药时和注射前须振荡摇匀
B. 注射时尽量避免回血
C. “弹丸式”注射
D. 注射速度要缓慢，建议注射时间大于 30 秒
E. 一般采取平卧位注射，肺动脉高压患者建议坐位注射

3. 肺通气显像的正常影像描述有
A. 双肺轮廓完整，因肺通气计数率较低，图像整体稍欠清晰
B. 双肺中间空白区为纵隔及心影，左肺下方大部分为心影所占据
C. 肺底受呼吸运动的影响而稍欠整齐
D. 除肺尖部、周边、肋膈角处放射性分布略显稀疏外，双肺内放射性分布均匀
E. 双肺底部放射性沉积

4. 可以造成肺灌注影像局部放射性分布缺损的疾病有
A. 肺炎　　B. 肺栓塞　　C. 肺动脉占位
D. 肺动脉高压　　E. 肺肿瘤

5. 目前常用于肺通气 / 灌注显像的采集方式有
A. 平面采集　　B. SPECT 断层采集
C. SPECT/CT 断层融合采集　　D. SPECT 定量分析
E. 动态采集

三、简答题

1. 简述肺通气及肺灌注的显像原理。

2. 简述肺灌注显像的适应证及禁忌证。

参 考 答 案

一、单项选择题

【A型题】

1. D　2. C　3. A　4. C　5. B　6. D　7. C　8. A

【B型题】

9. D　10. E

二、多项选择题

1. ACDE　2. ABDE　3. ABCDE　4. ABCE　5. ABCD

三、简答题

1. 简述肺通气及肺灌注的显像原理。

答:肺通气显像原理:受试者吸入放射性气体或放射性气溶胶后,该气体或气溶胶随呼吸运动进入气道及肺泡内,随后呼出,反复吸入达动态平衡后,局部的放射性分布与该处的通气量成正比,通过 SPECT 可以获得气道主干至全肺肺泡的放射性气体分布影像,故称为肺通气显像(pulmonary ventilation imaging)。肺灌注显像原理:肺泡毛细血管直径为 7~9μm,经静脉注射大于肺泡毛细血管直径(9~60μm)的放射性核素标记的颗粒后,这些颗粒随血流进入肺血管,暂时嵌顿在肺毛细血管床内,局部嵌顿的颗粒数与该处的血流灌注量成正比。通过 SPECT 可以获得肺毛细血管床影像,影像的放射性分布反映肺各部位的血流灌注情况,故称为肺灌注显像(pulmonary perfusion imaging)。

2. 简述肺灌注显像的适应证及禁忌证。

答:适应证:①肺栓塞的诊断及疗效监测;②肺肿瘤术前判断分肺功能;③慢性阻塞性肺疾病(COPD)的评价;④评估肺动脉高压的病因;⑤移植肺的评估;⑥评估先天性肺部疾病,包括心脏分流、肺动脉狭窄、动静脉瘘及其治疗疗效;⑦支气管胸膜瘘的诊断;⑧评估慢性肺实质疾病,如囊性纤维化。禁忌证:①对于有严重肺动脉高压、肺血管床极度受损的患者应慎用或禁用;②有由右到左分流的先天性心脏病患者,放射性颗粒通过右心到左心的分流道进入体循环可能引起脑和肾等血管栓塞,应慎用或禁用;③对显像剂严重过敏者。

(陈朝晖)

第十二章　PET/CT 肿瘤显像检查技术

学习目标

1. 掌握　PET/CT 肿瘤显像工作流程的各项细节，^{18}F-FDG PET/CT 影像处理及分析方法。

2. 熟悉　^{18}F-FDG PET/CT 显像的临床应用价值及禁忌证和适应证。

3. 了解　^{18}F-FDG 正电子显像的基本原理。

重点和难点内容

^{18}F-FDG PET/CT 显像工作流程的各项细节及正常影像与异常图像辨析。

习　　题

一、单项选择题

1. PET 代谢显像应用的正电子放射性核素**不包括**

A. ^{18}F　　B. ^{11}C　　C. ^{68}Ga

D. ^{13}N　　E. ^{99m}TC

2. 在供氧不足的情况下，葡萄糖经糖酵解方式生成能量，在无氧酵解情况下，生成的 ATP 数量为

A. 1　　B. 2　　C. 3　　D. 4

3. 关于为患者检查前须详细了解的情况和准备，以下**错误**的是

A. 了解女性患者是否在怀孕、哺乳期

B. 有无吸烟、酗酒、有毒有害职业从业情况

C. 检查前禁食 4~6 小时，禁止饮用含糖液体，可以饮用纯水

D. 不必了解患者的血糖情况和身高、体重

4. ^{18}F-FDG 的注射剂量根据患者体重计算，一般推荐的注射剂量为

A. 3.70~5.55MBq/kg　　B. 37.0~55.5MBq/kg

C. 0.010~0.015mCi/kg　　D. 0.110~0.115mCi/kg

5. 受检者注射 ^{18}F-FDG 后，进行 PET/CT 扫描前，需要在光线较暗、安静、温度适宜的房间休息的时间为

A. 4.5~6.0min　　B. 45~60min

C. 145~160min　　D. 20min

6. 关于患者给药后需要做的准备工作，**错误**的选项是

A. 可采用半卧位或卧位休息，须嘱患者放松、少动、不要与人交谈

B. 冬春季节气温比较冷时，需要保暖以减少棕色脂肪产生

C. 对不能配合检查的精神紧张患者和儿童，无须镇静处理

D. 须嘱患者取下身上的金属物品和高密度饰物

7. PET/CT 体部扫描的范围是指

A. 从颅顶到大腿中段　　B. 从颅底到大腿中段

C. 从颅底到大腿上段　　D. 一般可以自由定义

8. 关于 PET/CT 扫描中的 CT 部分扫描的作用，**错误**的是

A. 用于衰减校正、解剖定位的 CT 采集采用低毫安秒（mAs）设置

B. 根据检查的需求，可加做标准剂量的 CT 扫描

C. 对胸、腹部病变，可以对可疑病灶处增加高分辨薄层 CT 扫描

D. 对胸、腹部病变，无须对可疑病灶处增加高分辨薄层 CT 扫描

9. PET/CT 图像处理的要求**不正确**的是

A. 重建后的 PET 图像可以获得最大强度投影图像

B. CT 常规重建可以采用标准算法重建

C. 图像融合要高度重视 PET 和 CT 对位是否准确

D. PET 和 CT 图像质量如果能满足诊断要求，配准精度不太重要

10. 引起 PET/CT 图像假阳性的原因**不包括**

A. 局部和全身性感染性疾病

B. 一些良性肿瘤也可有不同程度的 ^{18}F-FDG 摄取

C. 手术、放疗和化疗等影响

D. 小病灶（小于 2 倍 PET 系统分辨力）

11. 关于肺癌的 ^{18}F-FDG PET/CT 影像特点，描述**错误**的是

A. ^{18}F-FDG PET/CT 主要应用于肺癌的诊断和鉴别诊断、分期、疗效评估和预后监测等

B. ^{18}F-FDG PET/CT 对肺癌诊断的敏感性为 96%，特异性为 90%

C. ^{18}F-FDG PET/CT 对判断淋巴结转移的敏感性、特异性（94%~100%）均低于 CT

D. ^{18}F-FDG PET/CT 能有效评估肺癌治疗效果、鉴别肿瘤复发和纤维化等，准确性亦明显优于 CT 和 MRI 检查

12. 关于淋巴瘤的 ^{18}F-FDG PET/CT 影像特点，描述**错误**的是

A. 多数 HL、弥漫性大 B 细胞性 NHL、T 细胞淋巴瘤、滤泡性淋巴瘤摄取 ^{18}F-FDG 增高

B. ^{18}F-FDG PET/CT 用于淋巴瘤的最大优势是对淋巴瘤分期和治疗反应监测

C. 可准确显示淋巴瘤骨髓浸润情况，不能代替骨髓活检

D. 可准确显示淋巴瘤骨髓浸润情况，部分代替骨髓活检

13. 关于结直肠癌的 ^{18}F-FDG PET/CT 影像特点，描述**错误**的是

A. ^{18}F-FDG PET/CT 对结直肠癌原发灶的探测灵敏度非常高

B. ^{18}F-FDG PET/CT 对结直肠癌原发灶的探测灵敏度不高

C. 对肝外转移的探测率亦明显高于 CT

D. 结直肠癌复发诊断的敏感性为 95%，特异性为 98%

14. 关于脑肿瘤的 ^{18}F-FDG PET/CT 影像特点，描述**错误**的是

A. 主要用于脑胶质瘤的诊断、分级，鉴别肿瘤的复发和放疗后坏死

B. Ⅰ~Ⅱ级星形胶质瘤常表现为 ^{18}F-FDG 无摄取或低摄取

C. Ⅲ~Ⅳ星形胶质瘤可表现为 ^{18}F-FDG 高摄取

D. Ⅰ~Ⅳ星形胶质瘤可表现为 ^{18}F-FDG 高摄取

15. 关于头颈部肿瘤的 ^{18}F-FDG PET/CT 影像特点，描述**错误**的是

A. 在头颈部肿瘤的早期诊断具有重要价值

B. 在头颈部肿瘤的分期和治疗评估上具有重要价值

C. 对不明原因的颈淋巴结转移患者寻找原发灶具有重要意义

D. 不适用于头颈部肿瘤检查

二、多项选择题

1. 在 PET 图像中 ^{18}F-FDG 摄取程度进行视觉分析，使用 Deauville 五分法，下面正确的是

A. 1 分（病灶代谢摄取不超过背景影像）

B. 2 分（病灶代谢摄取≤纵隔血池影）

C. 3 分（纵隔血池影<病灶代谢的摄取≤肝血池影）

D. 4 分（病灶代谢摄取适度高于肝血池影）

E. 5 分（病灶代谢摄取显著高于肝血池影）

2. ^{18}F-FDG PET/CT 显像标准摄取值（SUV）最为常用，描述准确的是

A. SUV 指静脉注射 ^{18}F-FDG 后局部组织摄取 ^{18}F-FDG 的放射性活度与局部平均 ^{18}F-FDG 放射性活度比值

B. SUV 指动脉注射 ^{18}F-FDG 后局部组织摄取 ^{18}F-FDG 的放射性活度与全身平均 ^{18}F-FDG 放射性活度比值

C. SUV 指静脉注射 ^{18}F-FDG 后局部组织摄取 ^{18}F-FDG 的放射性活度与全身平均 ^{18}F-FDG 放射性活度比值

D. SUV 是一种相对值，有最大 SUV（SUVmax）和平均 SUV（SUVmean）之分，临床以 SUVmax 最为常用

3. 关于 ^{18}F-FDG PET/CT 双时相显像，以下描述正确的是

A. 在常规显像的基础上增加病灶部位的延迟显像

B. 采集条件与常规显像基本相同

C. 采集条件与常规显像不能相同

D. 研究表明滞留指数（retention index，RI）>20% 对恶性肿瘤的诊断价值较高

4. 关于 ^{18}F-FDG PET/CT 的正常影像，描述正确的是

A. 脑皮质和皮质下灰质核团（如基底节、丘脑等）表现为明显的放射性浓聚

B. 脑皮质和皮质下灰质核团（如基底节、丘脑等）表现为无放射性浓聚

C. 脑皮质和皮质下灰质核团（如基底节、丘脑等）双侧分布和浓聚程度大致对称

D. 脑皮质和皮质下灰质核团（如基底节、丘脑等）双侧分布和浓聚程度不对称

5. 关于 ^{18}F-FDG PET/CT 的正常影像，描述正确的是

A. 眼肌可显影

B. 眼肌不能显影

C. 口咽部、舌、舌扁桃体和 Waldeyer 环呈不同程度显影

D. 约半数的正常甲状腺显影，多对称

6. ^{18}F-FDG 作为葡萄糖的类似物，恶性肿瘤的 ^{18}F-FDG PET/CT 影像的共同特点是

A. 原发恶性肿瘤，表现为球形或类球形结节状和团块状放射性浓聚影

B. 恶性肿瘤可以向邻近组织浸润
C. 恶性肿瘤区域淋巴结转移
D. 消化道肿瘤以肝转移多见,前列腺癌、乳腺癌、肺癌以骨转移多见

7. ^{18}F-FDG PET 肿瘤显像假阳性的常见情况是
A. 局部和全身性感染性疾病
B. 非特异性炎性疾病(如嗜酸性肉芽肿、慢性胰腺炎、甲状腺炎等)
C. 一些良性肿瘤也可有不同程度的 ^{18}F-FDG 摄取
D. 手术、放疗和化疗等影响(手术或活检部位的炎症,放射性肺炎等)

8. ^{18}F-FDG PET 肿瘤显像各种生理性摄取包括
A. 骨骼肌的摄取
B. 胃肠道生理性浓聚
C. 低温刺激可引起棕色脂肪对显像剂的高摄取
D. 女性生理周期的影响

9. ^{18}F-FDG PET 肿瘤显像中的典型伪影是
A. 体位移动伪影　　B. 呼吸运动伪影
C. 胃肠道蠕动的伪影　　D. 金属、高密度异物伪影

10. 以下属于 ^{18}F-FDG PET/CT 检查适应证的是
A. 鉴别良性和恶性病变
B. 寻找肿瘤未明原发病灶
C. 指导放射治疗计划
D. 肿瘤治疗新药与新技术的客观评价

三、简答题

1. 简述 ^{18}F-FDG PET/CT 显像的主要适应证与禁忌证。
2. 简述 ^{18}F-FDG PET/CT 显像图像重建的常用算法及新发展。
3. 简述 ^{18}F-FDG PET/CT 显像图像采集操作流程。

参 考 答 案

一、单项选择题

1. E 【解析】^{99m}Tc 半衰期为 6.02h,能量为 140keV,发射的是单光子,不能用于 PET 显像,但可用于单光子显像。

2. B 【解析】葡萄糖在细胞液中,经无氧分解转变为乳酸并生成少量 ATP 的过程称为糖酵解,在无氧或相对缺氧的条件下,为机体提供生命活动所必需的能量。

3. D 【解析】要准确测量病变的 SUV,需要有准确的患者体重和身高信息,另外体重也是注射多大剂量放射性药物的依据,因此准确测量患者的体重和身高是 PET/CT 检查的重要环节。

4. A

5. B 【解析】受检者注射 ^{18}F-FDG 后,需要在环境适宜的房间休息 45~60 分钟,采用半卧位或卧位休息,嘱患者放松、少动、不要与人交谈。

6. C 【解析】对不能配合检查的精神紧张患者和儿童,遵循医疗规范给予镇静处理。

7. B 【解析】PET/CT 体部扫描范围一般是指从颅底到大腿中段,对怀疑累及下肢的病

变,可延长至足底,对怀疑累及上肢的病变,扫描范围应包括双侧上肢。

8. D 【解析】结合临床需求,若未获得更多辅助诊断信息,可对胸、腹部病变和可疑病灶处增加高分辨薄层 CT 扫描。

9. D 【解析】PET/CT 将 PET 图像的功能信息与 CT 图像的结构信息精准地融合是其最大的优势,可以显著提高诊断的准确性,因此 PET/CT 配准精度十分重要。只有准确地配准,才能准确地评价病变对显像探针的摄取高低。

10. D 【解析】假阴性:①少数恶性肿瘤不或少摄取 ^{18}F-FDG,如细支气管肺泡癌、类癌、印戒细胞癌、黏液腺癌、分化型甲状腺癌等;②小病灶(小于 2 倍 PET 系统分辨力)不易显示而出现假阴性。

11. C

12. C

13. B

14. D

15. D

二、多项选择题

1. ABCDE

2. CD

3. ABD

4. AC

5. ACD

6. ABCD

7. ABCD

8. ABCD

9. ABCD

10. ABCD 【解析】^{18}F-FDG PET/CT 检查适应证包括①鉴别良性和恶性病变;②性肿瘤的临床分期;③监测恶性肿瘤治疗效果;④寻找肿瘤未明原发病灶;⑤治疗后肿瘤残余或纤维化、坏死的鉴别;⑥探测肿瘤复发;⑦选择最佳肿瘤穿刺活检部位;⑧指导放射治疗计划;⑨怀疑恶性肿瘤的肿瘤探测;⑩恶性肿瘤的预后评估,肿瘤治疗新药与新技术的客观评价等。

三、简答题

1. 简述 ^{18}F-FDG PET/CT 显像的主要适应证与禁忌证。

答:

(1)适应证:①鉴别良性和恶性病变;②恶性肿瘤的临床分期;③监测恶性肿瘤治疗效果;④寻找肿瘤未明原发病灶;⑤治疗后肿瘤残余或纤维化、坏死的鉴别;⑥探测肿瘤复发,特别是在肿瘤标志物升高时;⑦选择最佳肿瘤穿刺活检部位;⑧指导放射治疗计划;⑨不明原因发热、多浆膜腔积液、肿瘤标志物水平升高而怀疑恶性肿瘤的肿瘤探测;⑩恶性肿瘤的预后评估及生物学特征的评价;⑪ 肿瘤治疗新药与新技术的客观评价等。

(2)禁忌证:孕妇和哺乳期妇女原则上应避免 PET 检查。哺乳期妇女注射 ^{18}F-FDG 24 小时内应避免哺乳,并与婴幼儿及孕妇保持距离。

2. 简述 ^{18}F-FDG PET/CT 显像图像重建的常用算法及新发展。

答:PET 图像重建算法一般常用的是滤波反投影重建(FBP)和有序子集最大期望值迭代

重建（OSEM）两种，目前以 OSEM 最为常用。CT 常规重建可以采用标准算法重建，针对肺部和骨骼，可以选择肺、骨算法重建，必要时可进行薄层重建。

3. 简述 ^{18}F-FDG PET/CT 显像图像采集操作流程。

答：

（1）显像时间：一般在注射 ^{18}F-FDG 后 45~60 分钟开始进行图像采集。

（2）显像体位：常规取仰卧位，头部置于特制的头托中，双臂上举。

（3）预定位扫描：采用 CT 进行平面定位像扫描，确定 PET/CT 扫描范围。

（4）PET 扫描：常规 PET 扫描为静态采集，多采用 3D 采集模式，必要时可进行动态采集、心电门控心脏采集或呼吸门控肺采集。

（5）呼吸控制：为提高 PET 和 CT 的对位准确度，有条件者可以进行呼吸门控 PET 采集，没有呼吸门控条件者要求 PET 和 CT 扫描过程中均保持平静浅呼吸。

（6）延迟扫描和再次复查显像：要求采集参数和图像处理与前次保持一致。

（吴湖炳　陈曙光）

第十三章　消化系统检查技术

学习目标

1. **掌握**　唾液腺显像的图像采集与处理、注意事项；消化道出血显像的图像采集；异位胃黏膜显像的图像采集和注意事项；肝胆动态显像的图像采集。

2. **熟悉**　唾液腺显像的放射性药物学和患者准备；消化道出血显像的患者准备和注意事项；异位胃黏膜显像的放射性药物学、适应证和患者准备；肝胆动态显像的注意事项。

3. **了解**　唾液腺显像的适应证；消化道出血显像的放射性药物学、适应证、正常影像与异常影像；异位胃黏膜显像的正常影像与异常影像；肝胆动态显像的放射性药物学、适应证、正常影像与异常影像。

重点和难点内容

1. **唾液腺显像**（salivary gland imaging）可了解唾液腺的摄取、分泌及排泄功能状况及有无占位性病变。唾液腺小叶内导管上皮细胞具有从血液中摄取和分泌 $^{99m}TcO_4^-$ 的功能，静脉注射的 $^{99m}TcO_4^-$ 可随血流到达唾液腺，被小叶细胞从周围毛细血管中摄取并积聚于腺体内，在一定刺激下分泌到口腔，从而通过 SPECT 显像可了解唾液腺的位置、形态、大小、功能及导管的通畅情况。

2. **消化道出血显像**（gastrointestinal bleeding scintigraphy）正常时，静脉注射显像剂后，腹部大血管和含血量丰富的器官如肝、脾显影，而胃肠道管壁因含血量少而不显影。当肠壁破损有出血时，显像剂可通过肠壁黏膜进入肠道，形成该部位的显像剂浓聚，从而可通过 SPECT 显像诊断消化道出血并预估出血的大概部位和范围。

3. **异位胃黏膜显像**（ectopic gastric mucosa imaging）即在静脉注射 $^{99m}TcO_4^-$ 后，异位胃黏膜可摄取 $^{99m}TcO_4^-$ 从而形成放射性浓聚，通过 γ 相机或 SPECT 显像可对病变进行诊断和定位。

异位胃黏膜好发于胃以外的消化道节段，包括梅克尔憩室、小肠重复畸形和 Barrett 食管。前两者好发于空、回肠，常为先天发育异常；后者好发于食管下端，多继发于反流性食管炎。

4. **肝胆动态显像**（hepatobiliary dynamic imaging）静脉注射能够被肝细胞摄取并经胆道排泄的显像剂，通过近似于处理胆红素的过程，显像剂被分泌入胆汁，而后进入肠道。通过动态显像来观察显像剂被肝脏摄取、分泌、排泄至胆道和肠道的过程，了解胆系的形态和功能情况。

习　题

一、单项选择题

1. 唾液腺显像采集的影像常规为

　A. 前位影像　　　　B. 后位影像　　　　C. 左侧位影像

D. 斜位影像　　E. 右侧位影像

2. 唾液腺显像过程中，患者须含服的用以刺激唾液分泌的药物是

A. 维生素 A　　B. 维生素 B

C. 维生素 C　　D. 维生素 D

E. 维生素 E

3. 唾液腺显像常规使用的准直器为

A. 低能高分辨型准直器　　B. 中能通用型准直器

C. 高能通用型准直器　　D. 高能高分辨型准直器

E. 超高能准直器

4. 唾液腺显像所使用的显像剂为

A. ^{99m}Tc-MDP　　B. ^{99m}Tc-DTPA

C. ^{99m}Tc-RBC　　D. $^{99m}TcO_4^-$

E. ^{99m}Tc-SC

5. 唾液腺显像过程中，显像视野内除正常唾液腺显影外，还会显影的组织为

A. 甲状腺　　B. 眼眶　　C. 鼻骨

D. 肩膀　　E. 颈部肌肉

6. 唾液腺显像过程中，如怀疑腮腺导管占位须加做断层融合显像，应置于视野中心的是

A. 唾液腺　　B. 甲状腺　　C. 胸腺

D. 鼻咽　　E. 眼眶

7. 唾液腺显像探头设置的能峰为

A. 80keV　　B. 100keV　　C. 120keV

D. 140keV　　E. 160keV

8. 唾液腺显像的注意事项**不包括**

A. 患者体位要摆正

B. 采集时探头要尽量贴近患者体表

C. 采集过程中要避免发生体位移动

D. 采集过程中要避免患者唾液溢出污染探头

E. 唾液腺显像可安排在腮腺造影后第 2 天

9. 正常唾液腺显像患者口服维生素 C 后可见

A. 唾液腺内显像剂分布逐渐减低，口腔内显像剂分布逐渐减低

B. 唾液腺内显像剂分布不变，口腔内显像剂分布逐渐减低

C. 唾液腺内显像剂分布逐渐减低，口腔内显像剂分布逐渐增加

D. 唾液腺内显像剂分布逐渐增加，口腔内显像剂分布逐渐减低

E. 唾液腺内显像剂分布不变，口腔内显像剂分布逐渐增加

10. 唾液腺显像中两侧唾液腺摄取低下常见于

A. 干燥综合征　　B. 病毒感染

C. 细菌感染　　D. 放射性炎症

E. 桥本甲状腺炎

11. 患者女性，38 岁，因“甲状腺乳头状癌”曾多次行 ^{131}I 清灶治疗，近半年来出现口干、唾液减少，考虑核素治疗后唾液腺受损，为明确诊断，建议做的检查是

A. 甲状腺显像　　B. 胸部 CT
C. 亲肿瘤显像　　D. 唾液腺显像
E. ^{18}F-FDG PET/CT 显像

12. 消化道出血显像时，急性活动性出血宜选用
A. ^{99m}Tc-RBC　　B. ^{99m}Tc-SC
C. ^{99m}Tc-DTPA　　D. ^{99m}Tc-MDP
E. ^{99m}Tc-MAA

13. 消化道出血显像时，慢性间歇性出血宜选用
A. ^{99m}Tc-RBC　　B. ^{99m}Tc-SC
C. ^{99m}Tc-DTPA　　D. ^{99m}Tc-MDP
E. ^{99m}Tc-MAA

14. 消化道出血显像常规采集
A. 前位影像　　B. 后位影像
C. 左侧位影像　　D. 斜位影像
E. 右侧位影像

15. 消化道出血显像的显像视野应包括
A. 腹部　　B. 膀胱
C. 腹部和膀胱　　D. 前胸
E. 前胸至膀胱

16. 消化道出血显像的显像体位应该为
A. 俯卧位　　B. 仰卧位　　C. 左侧卧位
D. 右侧卧位　　E. 蛙式位

17. 消化道出血显像常规使用的准直器为
A. 低能高分辨型准直器　　B. 中能通用型准直器
C. 高能通用型准直器　　D. 高能高分辨型准直器
E. 超高能准直器

18. 消化道出血显像注射显像剂前 30 分钟口服过氯酸钾的目的是封闭
A. 甲状腺　　B. 唾液腺　　C. 脉络丛
D. 胃黏膜　　E. 消化道

19. 消化道出血显像主要用于诊断
A. 胃、十二指肠出血
B. 口腔出血
C. 直肠出血
D. 胃、十二指肠以下，乙状结肠以上的小肠和结肠部位
E. 乙状结肠以下

20. 下列关于 ^{99m}Tc-RBC 消化道出血显像采集方式的描述，**不正确**的是
A. 可分为多静态显像和动态显像
B. 多静态采集时须在注射显像剂后 0、5、10、15、20、30、40、50、60 分钟各采集 1 帧图像，每帧采集 1 分钟
C. 动态采集时须在注射显像剂后 5 分钟开始采集图像

D. 静态采集时所使用的矩阵可以为128×128或256×256
E. 动态采集时Zoom值可根据实际情况进行调整

21. 患者女性,36岁,间歇性、节律性上腹痛3年,大便隐血试验(+),考虑下消化道出血,内镜检查阴性,可先行的检查为
A. 腹部MR显像　　B. X线小肠钡餐
C. CT小肠造影　　D. 放射性核素消化道出血显像
E. CT血管造影

22. 异位胃黏膜显像的显像剂为
A. ^{99m}Tc-RBC　　B. ^{99m}Tc-SC　　C. ^{99m}Tc-DTPA
D. ^{99m}Tc-MDP　　E. $^{99m}TcO_4^-$

23. 异位胃黏膜显像诊断梅克尔憩室,患者须准备的项目是
A. 清洁口腔　　B. 服用抗生素
C. 灌肠作肠道准备　　D. 禁食、水4小时以上
E. 口服甲氧氯普胺

24. 异位胃黏膜显像常规采集
A. 前位影像　　B. 后位影像　　C. 左侧位影像
D. 斜位影像　　E. 右侧位影像

25. 异位胃黏膜显像常规使用的准直器为
A. 低能高分辨型准直器　　B. 中能通用型准直器
C. 高能通用型准直器　　D. 高能高分辨型准直器
E. 超高能准直器

26. 异位胃黏膜显像探头设置的能峰为
A. 80keV　　B. 100keV　　C. 120keV
D. 140keV　　E. 160keV

27. 对于高度怀疑异位胃黏膜,而显像阴性时,为提高显像的阳性率,可在注射显像剂前20分钟使用
A. 五肽胃泌素　　B. 胃动素　　C. 胰岛素
D. 胰高血糖素　　E. 甲氧氯普胺

28. 常见的异位胃黏膜显像阳性结果显示为
A. 胃区、膀胱大量放射性浓聚　　B. 结肠脾区显影
C. 十二指肠显影　　D. 肾脏显影
E. 局限性放射性浓聚灶,常见于右下腹

29. 患者**不能**服用过氯酸钾的检查是
A. 肝胆动态显像　　B. 消化道出血显像
C. 唾液腺显像　　D. 异位胃黏膜显像
E. 肝脾胶体显像

30. 静脉注射肝胆动态显像剂后,肝内摄取显像剂的细胞为
A. 肝单核吞噬细胞　　B. 胆管细胞
C. 血管上皮细胞　　D. 肝细胞
E. 转移性肿瘤细胞

31. 肝胆动态显像常规采集
A. 前位影像
B. 后位影像
C. 左侧位影像
D. 斜位影像
E. 右侧位影像
32. 肝胆动态显像 1 小时肠道未见显像剂分布时，须行
A. 早期显像
B. 动态显像
C. 静态显像
D. 断层显像
E. 延迟显像
33. 肝胆动态显像检查前须禁食
A. 4~12 小时
B. 12~24 小时
C. 6~24 小时
D. 8~12 小时
E. 8~24 小时
34. 肝胆动态显像时进食脂餐的目的是
A. 改善胆道影像质量
B. 不使泌尿系统显影
C. 了解胆囊收缩功能
D. 鉴别诊断黄疸
E. 防止肝脏摄取显像剂过多影响胆道显影
35. 肝胆动态显像适应证**不包括**
A. 异位胆囊的确定
B. 诊断肝血管瘤
C. 诊断慢性胆囊炎
D. 肝胆术后疗效观察和随访
E. 检测肝功能
36. 引起肝胆显像诊断急性胆囊炎假阳性的可能原因**不包括**
A. 营养过剩
B. 乙醇中毒
C. 肝功能不全
D. 胰腺炎
E. 先天性胆道闭锁
37. 放射性核素肝胆显像介入试验常用的介入因素**不包括**
A. 脂餐试验
B. 苯巴比妥
C. 吗啡
D. CKK
E. 地西泮
38. 下列肝脏占位性病变中血供丰富的是
A. 肝血管瘤
B. 肝囊肿
C. 肝硬化结节
D. 肝脓肿
E. 以上都不是
39. 肝胆延迟显像中发现病灶处放射性浓聚逐渐增高时，应考虑
A. 肝血管瘤
B. 肝囊肿
C. 原发性肝细胞癌
D. 转移性肝癌
E. 肝硬化结节
40. 先天性胆道闭锁的肝胆动态显像的影像特点是
A. 肝胆影像出现和消退延缓

B. 肠道内放射性出现延迟
C. 胆囊显影正常
D. 胆系和肠道内始终不出现放射性浓聚
E. 肝脏和胆囊影像始终不出现

二、多项选择题

1. 下列关于唾液腺显像的显像视野描述,正确的是
A. 只包括唾液腺
B. 正常时应包括唾液腺及甲状腺
C. 如为甲亢患者,应缩小视野,包括唾液腺及部分甲状腺
D. 为了便于观察,应增大 Zoom 值,只包括双侧的腮腺
E. 唾液腺显像还须包括胸腺

2. 唾液腺显像静态采集过程中,如唾液分泌过多,导致口腔显像剂浓聚增强,遮盖双侧颌下腺显影,**不正确**的处理方式有
A. 嘱咐患者清洗口腔后再次进行静态显像
B. 放置铅皮遮盖双侧颌下腺
C. 更换采集探头,采集后位影像
D. 保持不动,继续当前显像
E. 让患者口腔的唾液溢出口外

3. 下列关于消化道出血显像的注意事项的描述,正确的是
A. 怀疑出血点与大血管或脏器重叠时,可加做侧位显像或 SPECT/CT 断层融合显像
B. 早期显像为阴性时,可延长显像时间或多次显像,最长可延迟至 24 小时
C. 检查前无须排空膀胱
D. 婴幼儿患者可提前镇静,完成检查
E. 采集过程中患者双手可放置至腹部体表

4. 下列关于异位胃黏膜显像的描述,**不正确**的是
A. 检查当日禁食、禁水 4 小时以上
B. 显像视野只包括盆腔
C. 婴幼儿等不能配合的患者可提前用水合氯醛进行镇静
D. 如怀疑膀胱内的尿液遮挡盆腔部位的病变时,可排尿后再次进行显像
E. 显像结果为阴性时,可完全排除异位胃黏膜的存在

5. 异位胃黏膜显像所使用的显像剂除了可让胃黏膜显影外,还可显影的组织为
A. 正常胃黏膜　　B. 肝脏
C. 甲状腺　　D. 唾液腺
E. 肾脏

6. 异位胃黏膜常见于
A. 梅克尔憩室　　B. 小肠重复畸形
C. Barrett 食管　　D. 下消化道出血
E. 直肠出血

7. 异位胃黏膜显像假阴性的可能原因有
A. 肠套叠　　B. 肠扭转

C. 肠梗死

D. 病变范围<2cm

E. 憩室腔内缺乏胃黏膜

8. 肝胆动态显像的适应证包括

A. 急性胆囊炎的诊断

B. 胆总管梗阻的诊断及鉴别诊断

C. 先天性胆道闭锁的诊断

D. 异位胆囊的确定

E. 新生儿肝炎的诊断

9. 比较理想的肝胆动态显像剂应该具有的特点是

A. 受胆红素浓度的影响小

B. 血液清除较快

C. 经过肾脏排泄较少

D. 胆道影像清晰

E. 心脏显影淡

10. 肝胆动态显像过程中肠道持续不显影，可能的原因为

A. 急性胆囊炎

B. 慢性胆囊炎

C. 胆道闭锁

D. 胆汁淤积

E. 移植性肝排斥反应

三、简答题

1. 简述异位胃黏膜显像的患者准备及注意事项。

2. 简述肝胆动态显像的图像采集工作。

3. 消化道出血显像常使用的显像剂有哪些？

参考答案

一、单项选择题

1. A 【解析】唾液腺显像常规选择仰卧位，颈部伸展，充分暴露颈部，可固定头部，探头尽量贴近患者体表，常规采集前位影像。

2. C 【解析】唾液腺小叶内导管上皮细胞能够从血液中摄取和分泌 $^{99m}TcO_4^-$，静脉注射后显像剂会随血流到达唾液腺，并在维生素 C 的刺激下随唾液逐渐分泌到口腔。

3. A 【解析】唾液腺显像所使用的显像剂为 $^{99m}TcO_4^-$。^{99m}Tc 能峰为 140keV，故选择低能准直器。低能准直器包括低能通用型准直器（LEGP）及低能高分辨型准直器（LEHR），选择低能高分辨型准直器。

4. D

5. A 【解析】唾液腺显像所使用的显像剂为 $^{99m}TcO_4^-$，在唾液腺显像的显像视野内包括唾液腺和甲状腺，甲状腺也会摄取 $^{99m}TcO_4^-$，因此在唾液腺显像的显像视野内甲状腺也会显影。

6. A

7. D 【解析】唾液腺显像所使用的显像剂为 $^{99m}TcO_4^-$，^{99m}Tc 能峰为 140keV。

8. E 【解析】腮腺 X 线造影可影响唾液腺摄取 $^{99m}TcO_4^-$ 的能力，故唾液腺显像最好安排在造影后数日。

9. C 【解析】唾液腺小叶内导管上皮细胞具有从血液中摄取和分泌 $^{99m}TcO_4^-$ 的功能，静脉注射 $^{99m}TcO_4^-$ 后，显像剂可随血流到达唾液腺，被小叶细胞从周围毛细血管中摄取并积聚于腺体内，在一定刺激下分泌到口腔，所以，口服维生素 C 后，唾液腺显像剂分布逐渐减低，口腔内显像剂分布逐渐增加。

10. A

11. D

12. B 【解析】消化道出血显像常使用的显像剂有 ^{99m}Tc-RBC、^{99m}Tc-SC、^{99m}Tc-PHY。^{99m}Tc-RBC 在体内存留的时间较长，可做延迟显像，适用于间歇性出血显像。^{99m}Tc-SC 或 ^{99m}Tc-PHY 显像只适用于急性活动性消化道出血，不适用于间歇性出血显像及胆道出血显像。

13. A

14. A

15. C

16. B

17. A

18. D 【解析】注射显像剂前 30 分钟可口服过氯酸钾 200mg 以封闭胃黏膜。

19. D 【解析】消化道出血显像主要应用于明显的中或下消化道出血。

20. C 【解析】^{99m}Tc-RBC 消化道出血显像动态采集时须静脉"弹丸式"注射显像剂，即刻开始动态采集，而非注射显像剂后 5 分钟再开始采集图像。

21. D

22. E

23. D 【解析】异位胃黏膜显像检查当日须禁食、禁水 4 小时以上（可减小胃轮廓，提高检测敏感性）；禁用水合氯醛、过氯酸钾等抑制高锝酸盐吸收的药物及抑制或刺激胃酸的药物（如阿托品等）。

24. A

25. A

26. D

27. A 【解析】对于高度怀疑异位胃黏膜，而显像为阴性时，可重复显像，也可在注射显像剂前 20 分钟皮下注射五肽胃泌素增强胃黏膜的摄取，以提高阳性率。

28. E 【解析】在腹部放射性本底减低区可见异常显像剂浓聚灶，为异位胃黏膜影像，多见于右下部，多在 30~60 分钟内显影；多时相显像可显示浓聚灶的位置，形态相对固定。

29. D

30. D 【解析】肝胆动态显像的显像机制为静脉注射能够被肝细胞摄取并经胆道排泄的显像剂，通过近似于处理胆红素的过程，显像剂被分泌入胆汁，而后进入肠道。

31. A

32. E 【解析】肝胆动态显像早期显像为阴性时，可根据需要行 2 小时、6 小时或 24 小时延迟显像。

33. A

34. C

35. B

36. E 【解析】引起肝胆显像诊断急性胆囊炎假阳性的可能原因包括营养过剩、乙醇中毒、肝功能不全、胰腺炎。

37. E 【解析】放射性核素肝胆显像介入试验常用的介入因素包括脂餐试验、苯巴比妥、吗啡、CKK。

38. A 【解析】肝脏占位性病变中血供丰富的包括原发性肝癌、肝血管瘤、肝转移瘤等。

39. C【解析】肝胆延迟显像中发现病灶处放射性浓聚逐渐增高考虑原发性肝癌。

40. D

二、多项选择题

1. BC【解析】唾液腺显像的显像视野常规包括唾液腺及甲状腺，但如果是甲亢患者，甲状腺会过多摄取显像剂，从而导致唾液腺显影不清晰，影响对疾病的诊断。为此，甲亢患者做唾液腺显像时应缩小视野范围，包括部分甲状腺。

2. BCDE【解析】唾液腺显像静态采集过程中，如唾液分泌过多，导致口腔显像剂浓聚增强，遮盖双侧颌下腺显影时，可嘱咐患者清洗口腔后再次进行静态显像。放置铅皮遮盖双侧颌下腺影响对双侧颌下腺的观测，故此方式不合适。更换采集探头，采集后位影像并不会有所帮助，故此方式不合适。保持不动，继续当前显像，随着唾液的分泌，会更加影响对唾液腺的观测，故此方式不合适。让患者口腔的唾液溢出口外，会污染探头，故此方式不合适。

3. ABD【解析】消化道出血显像检查前患者须排空膀胱，在采集过程中双手须上举，如置于腹部体表，会影响对腹部显像剂分布的观测。

4. BCE【解析】异位胃黏膜显像的显像视野常规应包括腹部和膀胱，并禁用水合氯醛、过氯酸钾等抑制高锝酸盐吸收的药物及抑制或刺激胃酸的药物（如阿托品等）。显像结果为阴性时，只能提示未见异位胃黏膜征象，不能完全排除异位胃黏膜的存在。

5. ACDE【解析】异位胃黏膜显像所使用的显像剂为 $^{99m}TcO_4^-$，甲状腺、胃黏膜、唾液腺都可摄取 $^{99m}TcO_4^-$ 并显影，此外，该显像剂经肾脏和膀胱排泄，故肾脏和膀胱也会显影。

6. ABC

7. ABCDE

8. ABCDE

9. ABCDE

10. CDE

三、简答题

1. 简述异位胃黏膜显像的患者准备及注意事项。

答：

（1）检查前 2~3 天内避免做肠道钡餐检查或消化道造影。

（2）检查当日禁食、禁水 4 小时以上（可减小胃轮廓，提高检测敏感性）。

（3）禁用水合氯醛、过氯酸钾等抑制高锝酸盐吸收的药物及抑制或刺激胃酸的药物（如阿托品等）。

（4）对于不能配合的患儿，应提前建立静脉通路并请专业科室给予适当镇静（禁用水合氯醛）。

（5）为减少污染，可提前嘱患者家属携带干净衣物及湿巾，及时处理排泄物。

2. 简述肝胆动态显像的图像采集工作。

答：采集体位及视野：①显像体位。检查前排尿，常规选择仰卧位，双上肢上举，显像时探头尽量贴近患者体表，常规采集前位影像。②显像视野。应包括腹部和盆腔（剑突至耻骨联合）。

设备参数：①准直器为低能高分辨型准直器（LEHR）或低能通用型准直器（LEGP）；②能峰为 140keV；③窗宽为 20%；④矩阵为 128 × 128 或 256 × 256；⑤ Zoom 值为 1.0~3.0，可根据实际情况进行调整。

采集方式:①多静态显像。每帧图像采集 500~1 000k 计数,0、5、10、15、20、30、40、50、60 分钟各采集 1 帧图像。②动态显像。静脉弹丸注射后即刻以 1min/帧的速度采集 60 分钟。

3. 消化道出血显像常使用的显像剂有哪些?

答:正常时,静脉注射血池显像剂或胶体显像剂后,腹部大血管和含血量丰富的器官显影。常用的显像剂为:^{99m}Tc 标记的红细胞(^{99m}Tc-RBC)、^{99m}Tc 标记的硫胶体(^{99m}Tc-SC)和 ^{99m}Tc 标志的植酸钠(^{99m}Tc-PHY)。

(尚　华)

第十四章　肾动态检查技术

学习目标

1. 掌握　肾动态显像原理及显像剂；肾动态检查技术的适应证，患者准备，图像采集，图像处理，正常影像与异常影像，正常肾图曲线与异常肾图曲线。

2. 熟悉　影响肾动态显像质量的常见因素及处理；利尿介入肾动态显像的原理和典型影像；卡托普利介入肾动态显像原理和典型影像。

3. 了解　^{131}I-OIH 肾图（非显像检查技术）。

重点和难点内容

1. 肾动态检查技术的原理、显像剂、图像采集和处理、正常与异常影像、正常与异常肾图曲线。

2. 利尿介入肾动态显像的原理、利尿方法及典型影像。

3. 卡托普利介入肾动态显像的原理和典型影像。

习　题

一、单项选择题

【A 型题】

1. 测定 GFR 应选用的放射性药物为

A. ^{131}I-OIH　　B. ^{99m}Tc-DTPA

C. ^{99m}Tc-DMSA　　D. ^{99m}Tc-EC

E. ^{99m}Tc-MAG_3

2. 急性上尿路梗阻的肾图曲线为

A. 抛物线型　　B. 低水平延长线型

C. 阶梯状下降型　　D. 急剧上升型

E. 小肾图

3. 单侧肾动脉狭窄的肾图曲线为

A. 持续上升型　　B. 高水平延长型

C. 单侧小肾图型　　D. 阶梯式下降型

E. 抛物线型

4. 肾脏无功能或者切除后的肾图曲线是

A. 小肾图　　B. 低水平递降型

C. 低水平延长线型　　D. 急剧上升型

E. 抛物线型

5. 非梗阻性尿路扩张患者，注射利尿剂后的表现是
A. c 段下降斜率不变　B. b 段下降明显加快
C. bc 段融合呈水平线　D. b 段上升斜率不变
E. c 段下降明显加快

6. 测定 ERPF 应选用的放射性药物为
A. ^{99m}Tc-MIBI　B. ^{99m}Tc-DTPA
C. ^{99m}Tc-DMSA　D. ^{99m}Tc-EC
E. ^{99m}Tc-MDP

7. 肾动态检查常用的显像剂**不包括**
A. ^{131}I-OIH　B. ^{99m}Tc-DTPA
C. ^{99m}Tc-DMSA　D. ^{99m}Tc-EC
E. ^{99m}Tc-MAG$_3$

8. 肾动态显像的适应证**不包括**
A. 分肾功能及患肾残留肾功能的定量评估与疗效观察
B. 上尿路引流情况的判断
C. 协助诊断及鉴别诊断肾血管性高血压
D. 肾内占位性病变、缺血性病变的诊断
E. 综合了解肾脏的位置、大小、功能性形态

9. 肾动态检查前患者的准备**不包括**
A. 检查前 3 天，停止利尿药物或静脉肾盂造影及 CT 增强检查
B. 去除腰带及腰部、腹部的其他金属物品
C. 每 15 分钟监测一次血压，至 1 个小时
D. 记录身高与体重，便于后期计算肾功能参数
E. 着宽松袖口服装，便于弹丸注射

10. 有关肾动态显像的肾图 b 段的描述，正确的是
A. 为显像剂的出现段，又称血管段
B. 是继 a 段之后的急剧上升段
C. 静脉注射显像剂后 10 秒左右出现的斜行上升段
D. 上升的高度和斜率直接反映肾实质功能
E. 代表了尿流量的多少和上尿路通畅情况

11. 以下正常肾血流灌注影像的描述，**错误**的是
A. 腹主动脉上段显影开始计时，4~6 秒肾影逐渐清晰
B. 该时相反映肾内小静脉及毛细血管床的血流灌注
C. 双肾大小对称、形态完整、显像剂分布均匀
D. 双肾区放射性计数快速上升到峰值，其后快速下降到一定水平
E. 血流灌注曲线两侧基本相似，峰时差<2 秒、峰值差<25%

12. 正常肾动态影像的描述是
A. 肾脏显影浅淡或不显影
B. 肾影达高峰和消退的时间延迟

C. 肾盂显像剂滞留，肾皮质变薄
D. 泌尿系以外未出现显像剂
E. 肾脏形态、位置、大小、数目异常

13. 非梗阻性尿路扩张及机械性尿路扩张的鉴别应行
A. 卡托普利介入试验　　B. 肾静态检查
C. 利尿剂介入试验　　D. 肾动态显像
E. 膀胱显像

14. 关于肾功能动态影像与临床意义的描述，**错误**的是
A. 肾脏显影浅淡或不显影，多见于肾功能严重受损或肾脏缺如
B. 肾影达高峰和消退的时间延迟，多见于梗阻性肾病
C. 肾实质持续显影，甚至逐渐增强，多见于肾内肾小管梗阻
D. 肾盂显像剂滞留、肾皮质变薄，提示单侧肾动脉狭窄
E. 了解肾脏形态、位置、大小、数目异常，如异位肾、融合肾、孤立肾和移植肾等

15. 单侧肾血管性高血压的诊断应行
A. 卡托普利介入试验　　B. 肾静态检查
C. 利尿剂介入试验　　D. 肾动态显像
E. 阴囊显像

16. 可以同时得到肾图曲线的显像为
A. 肾静态显像　　B. 肾血流灌注显像
C. 延迟静态显像　　D. 肾动态显像
E. 肾内小动脉和毛细血管床的血流灌注

17. 肾血管性高血压患者经过卡托普利介入试验后，患侧肾图曲线
A. 变好　　B. 无变化
C. 变差　　D. 有所改善
E. 完全恢复正常

18. 单侧输尿管急性梗阻时，患侧肾动态显像表现为
A. 肾盂不显影　　B. 肾盂影缩小
C. 膀胱不显影　　D. 肾盂影明显增大、增浓
E. 肾盂影消退快

19. 以下肾动态检查前患者的准备，**错误**的是
A. 若近日进行过静脉肾盂造影及 CT 增强检查，应适当推迟检查时间
B. 检查前 30~60 分钟饮水 300~500ml
C. 检查前憋尿，检查结束后嘱患者多饮水、多排尿
D. 记录身高与体重
E. 着宽松袖口服装，便于弹丸式注射

20. 肾动态检查的给药方式为
A. 弹丸式静脉给药
B. 弹丸式动脉给药
C. 注射后按压穿刺部位并迅速抬高对侧上肢

D. 注射体积>1ml

E. 等待肾脏血管床显像时启动采集

21. 肾图仪检查的示踪剂是

A. ^{99m}Tc-DTPA
B. ^{99m}Tc-EC
C. ^{99m}Tc-MDP
D. ^{99m}Tc-EHIDA
E. ^{131}I-OIH

22. 肾动态检查显像剂正确的注射剂量是

A. ^{99m}Tc-EC 18.5~37.0MBq
B. ^{99m}Tc-MDP 18.5~37.0MBq
C. ^{99m}Tc-DTPA 185~370MBq
D. ^{99m}Tc-MAG$_3$ 185~370kBq
E. ^{131}I-OIH 185~370Bq

23. "弹丸"式注射的正确描述是

A. 特定剂量下体积无要求
B. 特定剂量下体积<1ml
C. 大剂量的情况下,体积可以超过 1ml
D. 特定剂量下体积可以超过 1ml
E. 特定剂量下缓慢推注

24. ^{131}I-OIH 肾图仪检查时,两个探头的必须调整成一致的指标为

A. 本底
B. 高压
C. 探测效率
D. 阈值
E. 探头位置

25. 肾血流灌注影像和曲线,主要用于

A. 了解肾脏的位置、大小和功能形态
B. 对比双侧肾脏功能
C. 了解肾实质的功能和上尿路引流情况
D. 协助诊断肾血管性高血压
E. 了解双肾的血供情况

26. 非梗阻性尿路扩张和机械性尿路梗阻的鉴别要点,在于后者

A. 肾图曲线呈急剧上升型
B. 利尿后肾图曲线未见明显下降,甚至进一步上升
C. 肾功能受损
D. 利尿后肾图曲线 c 段明显改善
E. 肾脏影像增大

【B 型题】

(27~29 题共用备选答案)

A. 急剧上升型
B. 高水平延长线型
C. 抛物线型
D. 低水平延长线型
E. 低水平递降型

27. a 段基本正常,b、c 段融合呈水平线是

28. a 段幅度减低,b 段未形成,与 c 段融合呈直线是

29. a 段正常或稍低,b 段缓慢上升,峰时后延,c 段下降缓慢是

二、多项选择题

1. 测定肾有效血浆流量的显像剂为
   A. ^{131}I-OIH　　B. ^{99m}Tc-DTPA
   C. ^{99m}Tc-EC　　D. ^{99m}Tc-MAG_3
   E. ^{99m}Tc-MIBI
2. 肾动态显像的适应证包括
   A. 分肾功能及患肾残留肾功能的定量评估与疗效观察
   B. 上尿路引流情况的判断
   C. 协助诊断及鉴别诊断肾血管性高血压
   D. 肾外伤者，观察肾脏血运及有无尿漏的发生
   E. 综合了解肾脏的位置、大小、功能性形态
3. 卡托普利介入试验阳性的表现是
   A. 患侧肾动脉灌注减低，显影延迟
   B. 肾实质影像偏小而显像剂分布少
   C. 肾图曲线峰值降低，峰时后延
   D. 注射呋塞米可提高阳性检出率
   E. GFR 降低
4. 关于卡托普利介入试验，正确的是
   A. 口服卡托普利后每 15 分钟监测一次血压至 1 个小时
   B. 口服卡托普利后 15 分钟开始肾动态显像
   C. 如肾功能显像、肾图曲线、GFR 均无明显变化，则肾动脉狭窄的可能性大
   D. 卡托普利介入试验阳性，支持肾血管性高血压的诊断
   E. 卡托普利是一种血管紧张素转化酶抑制剂
5. 有关肾动态显像的肾图 c 段的描述，正确的是
   A. 为显像剂的排泄段，近似指数规律下降
   B. 是继 a 段之后的斜行上升段
   C. 是静脉注射显像剂后 10 秒左右出现的急剧上升段
   D. 上升的高度和斜率直接反映肾皮质功能
   E. 反映了尿流量的多少和上尿路通畅情况
6. 关于异常肾图曲线，描述正确的有
   A. 持续上升型：曲线 a 段幅度正常，b 段持续上升，未见下降的 c 段形成
   B. 高水平延长线型：a 段基本正常，b、c 段融合呈水平线
   C. 抛物线型：a 段正常或稍低，b 段缓慢上升，峰时后延，c 段下降缓慢
   D. 低水平延长线型：a 段幅度减低，无 b 段，a 段之后曲线逐渐下降
   E. 阶梯状下降型：曲线 a、b 段正常，c 段呈阶梯状下降
7. 影响肾功能显像质量的常见因素有
   A. 腹腔占位导致肾脏位置发生变化
   B. 检查前 30 分钟饮水 300~500ml
   C. 注射点渗漏、衣物袖子过紧等情况

D. 启动采集时间正常，ROI 勾画位置准确

E. 显像剂中的游离 ^{99m}Tc 或胶体较多

8. 对肾图 c 段曲线出现阶梯状下降的解释有

A. 肾病综合征　　　　B. 输尿管痉挛

C. 输尿管结石引起的疼痛　　　　D. 尿路感染

E. 精神紧张

9. 关于利尿介入试验的说法，正确的是

A. 利尿剂必须采用“弹丸”式注射，成人用量为 40mg

B. 注射利尿剂常用的时间点为注射显像剂后 20 分钟

C. F+20 法为注射显像剂后 20 分钟注射利尿剂，然后再继续采集 5 分钟

D. F-15 法优点是开始显像时利尿剂已达到作用高峰，可缩短显像时间

E. 利尿剂在 2 分钟内起效，15 分钟达利尿高峰

10. 肾动态检查图像采集的注意事项为

A. 检查前技师应了解患者病史，包括诊断、肾脏的大小和位置、检查目的

B. 患者取坐位或仰卧位，探头尽量靠近患者，常规采集后位影像

C. 若为移植肾或异位肾，则患者取仰卧位，宜同时采集前位及后位影像

D. 显像视野应包括肾脏和膀胱，肾脏对位应置于显像视野的中上部分

E. 对于积水等原因引起明显增大的肾脏应谨慎对位，确保整个肾脏位于探测视野内

11. 肾动态检查的图像采集，正确的是

A. 经肘静脉“弹丸”式注射显像剂，体积<1ml

B. 应用双时相采集，第一时相 1~2s/ 帧，采集 60 秒，得到肾血流灌注影像

C. 第二时相采集，以 15~60s/ 帧连续采集 10 分钟，得到肾动态检查影像

D. 动态采集结束后马上加做 1 分钟延迟静态显像，可了解肾脏影像后期的变化情况

E. 探头常规配置 HEGP 准直器，能峰 140keV

12. GFR 或 ERPF 肾功能图像处理，正确的是

A. 根据计算机工作站自带的处理程序要求，输入患者的年龄、身高、体重

B. 最好进行肾脏深度校正

C. 勾画心脏和腹主动脉、双肾轮廓及本底的感兴趣区

D. 可得到双肾的血流灌注相及血流灌注曲线、功能动态相、肾图曲线

E. 本底 ROI 的勾画要选择在肾脏内侧，取月牙形

13. 关于肾动态检查的显像剂，正确的是

A. ^{99m}Tc-DTPA 的常用活度为 3~10mCi

B. 将新鲜 $^{99m}TcO_4^-$ 液注入显像剂冻干瓶中，体积<1ml

C. 显像剂如发生变色沉淀，应充分振摇，静置后才可使用

D. ^{99m}Tc-EC 标记后需要在沸水中加热 10 分钟

E. 显像剂放化纯如未达标，应停止使用

14. 肾动态显像 SPECT 的采集条件为

A. 能峰为 140kV
B. 探头配置 HEGP 准直器
C. 矩阵为 64×64 或 128×128
D. 能窗为 20%,Zoom 为 1.0
E. 将空针置于视野中心直接测量

15. 关于肾动态检查的对位,正确的是
A. 探头尽量靠近患者
B. 只能取后位
C. 可以同时采集前、后位影像
D. 患者取坐位或者仰卧位
E. 若为移植肾,常规采集后位影像

16. 当注射失败或“弹丸”质量不佳,肾动态显像表现为
A. 在单位时间内通过肾脏的有效剂量明显减少、减慢
B. 显像前期放射性计数率降低,双侧肾脏影像出现延迟且变淡
C. 肾脏图像模糊,甲状腺、胃显影
D. 肾图曲线多数呈低水平缓慢上升型
E. 肾图曲线 c 段排泄加快

17. 技师在肾动态检查中的操作失误有
A. 对肾脏采集位置预估不够准确,导致肾脏没有采集完整
B. 检查过程中患者移位
C. 在腹主动脉显影后 2~4 秒启动采集
D. 部分本底 ROI 勾画在体外
E. 移植肾患者的检查选用后位采集

18. 关于 ^{131}I-OIH 肾图仪检查,下列选项正确的是
A. 可以在床旁进行肾功能监测
B. 是一种非显像诊断技术
C. 可以勾画 ROI
D. 肾图仪的典型肾图优于肾动态显像的肾图
E. 非显像生成的肾图干扰因素较多

19. ^{131}I-OIH 肾图仪检查,下列选项正确的是
A. 检查注射剂量为 185~370MBq
B. 检查时间为 15 分钟
C. 可以进行利尿剂介入试验
D. 可以进行卡托普利介入试验
E. 影响肾图曲线的因素较少,操作简单,价格低廉

20. 造成肾动态显像质量欠佳的影响因素有
A. 显像剂放化纯不合格
B. 肾脏深度测量不准确
C. 检查前按时足量地饮水

D. 利尿剂介入试验患者长期服用利尿药物

E. 技师在操作过程中的失误

21. 关于肾脏深度测量，下列选项正确的是

A. 可以采用经验公式估算

B. 利用 SPECT 侧位显像测量

C. 经验公式可以准确估算肥胖体型患者的肾脏深度

D. 可以通过分别勾画每一帧影像来减少误差

E. 可以利用 CT 或者 B 超测量

22. 关于肾动态检查患者的准备，下列选项正确的是

A. 如患者不配合，应采取镇静措施

B. 通过 SPECT 前、后位采集测量肾脏深度

C. 患者必须取仰卧位，只能采集后位影像

D. 检查结束后嘱患者多饮水、多排尿

E. 如穿刺困难，应提前建立静脉通道

三、简答题

1. 简述肾动态显像的原理。

2. 简述正常肾图的构成和意义。

3. 简述影响肾动态显像质量的常见因素。

参考答案

一、单项选择题

【A 型题】

1. B

2. D

3. C

4. B

5. E

6. D

7. C

8. D

9. C 【解析】在卡托普利介入试验时，口服卡托普利 25~50mg，需要每 15 分钟监测一次血压，至 1 个小时。

10. D 【解析】a 段为显像剂出现段，又称血管段，是在静脉注射显像剂后 10 秒左右出现的急剧上升段；b 段为显像剂聚集段，又称功能段，是继 a 段之后的斜行上升段，上升高度及斜率与肾实质的功能密切相关，直接反映肾实质功能；c 段为排泄段，代表了尿流量的多少和上尿路通畅情况。

11. B 【解析】该时相反映肾内小动脉及毛细血管床的血流灌注，所以 B 错误。

12. D 【解析】D 为正常肾动态影像所见。其余均为肾动态异常显像。

13. C

14. D 【解析】肾盂显像剂滞留、肾皮质变薄等异常影像，多见于上尿路梗阻。单侧肾动

脉狭窄的典型影像学表现为：血流灌注相患侧肾影像时间延迟，影像缩小，显像剂分布减少，轮廓欠清楚；功能相患肾影小，肾图曲线明显低于健侧肾而呈小肾图。故D错误。

15. A

16. D 【解析】肾图曲线反映整个肾区放射性随时间的变化，包括肾实质内放射性和肾盂、肾盏内放射性（D正确）。其余选项都不能得到肾图曲线，其中肾血流灌注显像只是前60秒的显像，为肾内小动脉和毛细血管床的灌注影像。

17. C

18. D 【解析】输尿管急性梗阻时，其影像特点为：肾盂、肾盏或输尿管显影明显而扩大，并消退缓慢，示尿路梗阻或扩张，扩大影像的下端为梗阻部位。肾实质内梗阻时，肾实质影像持续不退，同时肾盂、肾盏部位无放射性逐渐增高之势。

19. C 【解析】肾动态显像检查前需要排空膀胱。

20. A

21. E

22. C

23. B

24. C 【解析】肾图仪两个探头的探测效率必须调整为一致，才能确保两侧肾图的可比性。

25. E 【解析】肾血流灌注相反映肾内小动脉及毛细血管床的血流灌注情况。

26. B

【B型题】

27. B

28. D

29. C

二、多项选择题

1. ACD 【解析】测定肾有效血浆流量（ERPF）的显像剂为 ^{131}I-OIH、^{99m}Tc-EC和 ^{99m}Tc-MAG_3，主要经肾小管分泌，反映肾小管功能（A、C、D正确）；^{99m}Tc-DTPA用于测定肾小球滤过率（GFR）；^{99m}Tc-MIBI主要用于心肌显像和甲状旁腺显像。

2. ABCDE

3. ABCE

4. ADE

5. AE

6. ABCE 【解析】低水平延长线型：a段偏低，b段未形成，与c段融合呈水平延伸；低水平递降型：a段幅度减低，无b段，a段之后曲线逐渐下降。故D错误。

7. ACE

8. BCDE

9. BDE 【解析】利尿剂常规静脉缓慢注射，故A错；F+20法为注射显像剂后15~20分钟，观察到肾盂有明显的显像剂聚集时注射利尿剂，然后再继续采集20分钟，故C错误。

10. ABCDE

11. AB 【解析】第二时相须连续采集20分钟，故C错误；在运态采集结束后30~60分钟，加做1分钟延迟静态显像，了解肾脏影后期的变化情况，故D错误；探头常规配置低能准直器(LEGP 或 LEHR),故 E 错误。

12. ABD 【解析】感兴趣区无须勾画心脏,故 C 错误;本底 ROI 的勾画要选择在肾脏外下方,一般取月牙形,避免过高或过低,也要避免勾画到体外区域,故 E 错误。

13. AE 【解析】显像剂冻干粉配制体积为 2~4ml,故 B 错误;显像剂变色沉淀后不能使用,故 C 错误;显像剂 EC 配制不用沸水浴,故 D 错误。

14. CD 【解析】能峰为 140keV,故 A 错;探头应配置低能准直器,故 B 错误;需要将满针或空针注射器置于 30cm 高的支架上,置于视野中心进行测量,故 E 错误。

15. ACD

16. ABD 【解析】肾脏图像模糊,甲状腺、胃显影,是显像剂的放射化学纯度不高、游离的 $^{99m}TcO_4^-$ 或胶体较多,故 C 错误;非梗阻性尿路扩张患者,注射利尿剂后,滞留的显像剂很快排出,肾图的 c 段得到明显改善,跟显像剂注射无关,故 E 错误。

17. ACDE 【解析】检查过程中患者移位是影响肾动态显像质量常见的因素之一,但不属于技师的操作失误,故 B 选项错误。

18. ABDE

19. BCD 【解析】检查注射剂量为 185~370kBq(5~10μCi),故 A 错误;非显像生成的肾图干扰因素较多,故 E 错误。

20. ABDE 【解析】检查前患者按时足量地饮水是肾动态显像成功的必要因素,患者已经满足此因素,故不会对图像质量产生影响,故 C 为错误选项,其余为正确选项。

21. ABE 【解析】对于体型正常的患者,经验公式法和实际深度差别不大,而体型异常的患者,如偏瘦、偏胖或肥胖体型等,估算的肾脏深度会有误差,故 C 错误;通过分别勾画每一帧影像来减少误差,是用于修正患者体位的移动,故 D 错误。

22. ADE 【解析】只能利用 SPECT 侧位显像测量肾脏深度,故 B 错误;患者取坐位或仰卧位,探头尽量靠近患者,常规采集后位影像,若为移植肾或异位肾则取仰卧位,同时采集前位及后位影像,故 C 错误。

三、简答题

1. 简述肾动态显像的原理。

答:静脉“弹丸”式注射经肾小球滤过或肾小管上皮细胞摄取、排泄而不被重吸收的放射性显像剂,用显像设备连续动态采集双肾和膀胱区域的放射性影像,可获得显像剂经腹主动脉、肾动脉灌注,迅速在肾实质浓聚,随尿液逐渐流向肾盏、肾盂,经输尿管进入膀胱的全程影像。应用计算机感兴趣区技术进行处理,获得时间 - 放射性计数曲线(肾图),通过对影像和曲线的分析,得到肾血流灌注、肾脏的功能状态和上尿路的排泄情况,同时应用计算机软件分析肾脏早期显像剂聚集的程度,获得肾小球滤过率和有效血浆流量等指标,为临床提供肾脏血供、实质功能(肾小球滤过功能或肾小管分泌功能)和上尿路引流状况等方面的信息。

2. 简述正常肾图的构成和意义。

答:正常的肾图曲线由 a、b、c 三段组成。a 段为显像剂出现段,又称血管段,是在静脉注射显像剂后 10 秒左右出现的急剧上升段,提示显像剂快速通过肾动脉进入肾脏内,其高度在一定程度上反映肾动脉的血流灌注量;b 段为显像剂聚集段,又称功能段,是继 a 段之后的斜行上升段,上升高度及斜率与肾实质的功能密切相关,直接反映肾皮质功能;c 段为排泄段,近似呈指数规律下降,代表了尿流量的多少和上尿路通畅情况,在上尿路引流通畅的情况下 c 段也可反映肾实质功能。

3. 简述影响肾动态显像质量的常见因素。

答:影响肾动态显像质量的常见因素为:①显像剂的质量;②造影剂和药物的影响;③患者水化不充分;④注射失败或“弹丸”质量不佳;⑤患者体位移动;⑥图像采集的失误;⑦肾脏深度测量不准确;⑧ROI勾画不准确。

(厉红民)

第十五章　血液和淋巴系统检查技术

学习目标

1. 掌握　淋巴显像的原理、常用显像剂、标记方法及显像方法；掌握骨髓显像的原理、常用显像剂、定位机制、显像方法及骨髓显像的适应证；掌握前哨淋巴结显像的原理、常用显像剂及显像方法；掌握脾显像的定位机制、常用显像剂、标记方法、采集条件及知识点拓展——矩阵选择。

2. 熟悉　淋巴显像、骨髓显像、前哨淋巴结显像、脾显像图像分析。

3. 了解　淋巴显像、骨髓显像、前哨淋巴结显像及脾显像的临床应用。

重点和难点内容

一、淋巴显像（lymphoscintigraphy）

（一）显像原理

淋巴显像是利用淋巴系统对放射性颗粒的吞噬、输送和清除作用来完成的。当显像剂被主动吞噬和以胞饮形式进入毛细淋巴管时，随淋巴循环向心引流，最后进入血液循环被肝脾网状内皮系统所清除。当淋巴结结构遭到破坏、吞噬细胞功能受到抑制和局部淋巴结摄取显像剂的能力下降或消失时，表现为放射性减低或缺损。淋巴系统阻塞或引流受阻，显像剂在远端淋巴结内沉积浓聚，而远端的淋巴链显影中断。

（二）常用显像剂

显像剂分三类。

1. 胶体类　^{99m}Tc-SC、^{99m}Tc-ASC 及 ^{99m}Tc-PHY 等，注入组织液后经毛细淋巴管吸收、引流入淋巴管显像，其冻干品药盒性能稳定，使用方便。

2. 高分子聚合物类　如 ^{99m}Tc-DX，其分子量较小，移行较快，常用于动态显像。

3. 蛋白质类　^{99m}Tc-HSA。

（三）标记方法

1. ^{99m}Tc-SC 标记　^{99m}Tc- 硫胶体药盒由三个小瓶组成，其中：冻干品为白色冻干粉末；溶液 A 瓶为 0.15mol/L 盐酸 2.0ml；溶液 B 瓶为碱性缓冲液。将 Na^{99m}TcO$_4$ 洗脱液 1~3ml 注入冻干品瓶中充分振摇溶解。从 A 瓶中抽取 1.5ml 溶液到上述反应瓶中，再次摇匀后将反应瓶置于沸水浴中或 100℃恒温加热器上 5 分钟。待反应瓶冷却 3 分钟后，抽取 B 瓶溶液 1.5ml 到上述反应瓶中，再次摇匀即得到 ^{99m}Tc- 硫胶体注射液。

2. ^{99m}Tc-PHY 标记　在无菌操作条件下，将 Na^{99m}TcO$_4$ 洗脱液 4~6ml 加入亚锡植酸钠冻干品瓶中充分振摇溶解，室温静置 5~10 分钟即可。

（四）显像方法

1. 技术操作流程图

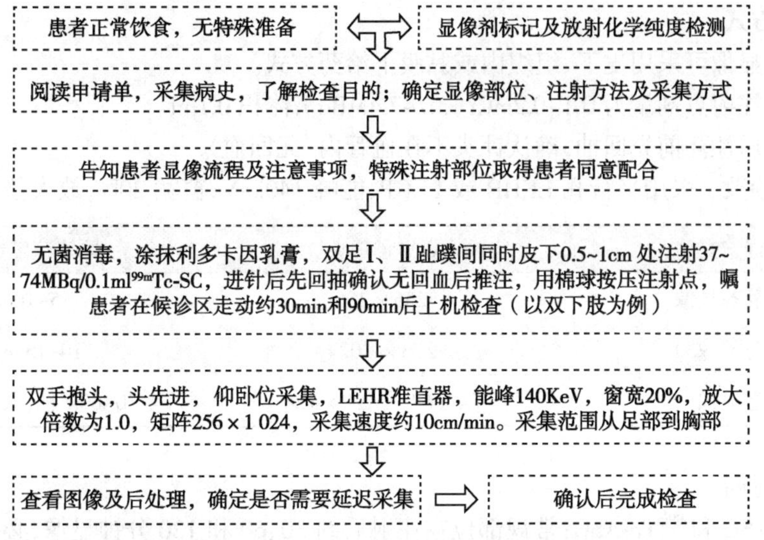

2. 淋巴显像注射部位及显像体位

显像区域	注射点	显像体位	注射深度
颈部、耳后、锁骨淋巴结	双耳后乳突尖端	前位、左右侧位	皮下（0.5cm）
颌下淋巴结	下唇黏膜	前位、左右侧位	黏膜下（0.2cm）
双上肢、腋窝、锁骨下淋巴结	双手Ⅰ、Ⅱ指蹼	前位、左右侧位	皮下（0.5~1.0cm）
胸廓内淋巴	双肋弓下 1~2cm、中线旁 3cm	前位	腹直肌后鞘前（3~6cm）
纵隔淋巴结	右下腹阑尾点下	前位	腹腔内
盆腔内、直肠旁淋巴	肛周 3、9 点钟方向和肛 - 尾骨尖连线	后、前位	组织内（2~4cm）
双下肢、腹股沟、髂外、髂总、腹主动脉旁淋巴结	双足Ⅰ、Ⅱ趾蹼	前、后位	皮下（0.5~1.0cm）
病灶引流淋巴	病灶边缘	按需	皮下或黏膜下

3. 淋巴显像体表标志

显像部位	前位标志点	侧位标志点	后位标志点
颈部淋巴	胸骨上缘、下颌尖	外耳孔	—
腋窝淋巴	胸骨上缘、肩峰	腋窝前、后缘中心	—
胸廓内淋巴	胸骨上缘、剑突	—	—
腹股沟、髂淋巴	耻骨联合、脐窝、剑突	—	尾骨尖、髂嵴
盆腔内淋巴	耻骨联合、脐窝、剑突	—	尾骨尖、坐骨结节
其他	根据具体部位标出相关体表解剖标志点		

4. **给药方式**

（1）淋巴显像可采用皮下、组织内或黏膜下给药方式。

（2）每一注射点剂量为 0.1~0.2mCi（3.7~7.4MBq），体积 0.1ml。

（3）进针后注药前先回抽，确认针头不在血管内（无回血）。

5. **采集参数** 采用平行孔 LEHR 或 LEGP，能峰 140keV，窗宽 20%，放大倍数为 1.0。

显像方式	矩阵	采集速度或时间
局部静态显像	256×256	5~10min
全身显像	256×1 024	10~15cm/min
动态显像	64×64 或 128×128	30~60s/ 帧，共 20~30min

6. **采集时间**

（1）^{99m}Tc-SC 和 ^{99m}Tc-ASC：常规部位在注射后约 30、60 和 120 分钟显像，必要时增加延迟显像。

（2）^{99m}Tc-PHY：常规在注射后约 10 分钟及 60 分钟进行显像，必要时增加延迟显像。

（3）^{99m}Tc-DX：动态显像在远端注入显像剂后立即开始，静态显像一般在注射后的 2 小时内，必要时增加延迟采集。

7. **技术要点**

（1）静脉注射进针后推药前应先回抽，确认针头不在血管内，以免将显像剂注入血管。

（2）双侧对称显像时，药物剂量、体积及显像条件一致，利于显像的分析比较。双人配合两侧同时注射。

（3）对患者肢体远端注药后，患者肢体应做主动运动，如该肢体淋巴水肿时尤为重要。其他部位可不断按摩注射点促进淋巴回流。

（4）淋巴显像一般取仰卧位，腋窝淋巴结显像时，应双手抱头，充分暴露采集视野。

8. **注意事项**

（1）因注射部位特殊，检查前向患者解释，取得配合。

（2）建议在注射前 20~30 分钟在注射点涂抹利多卡因乳膏并使用 TB 针注射显像剂以减少疼痛。

（3）采集范围选择合适，不要把注射点过多地暴露在采集视野范围内，以免造成热区，影响图像的判读。

（4）盆腔淋巴显像时，在注射时配合直肠指诊协助，以防显像剂误注入直肠壁。

（5）采集后及时查看图像，排除技术因素造成的淋巴显影异常。注意淋巴系统的一般形态特点，观察对比两侧的走行趋势和连续性。

（6）结合临床病史，灵活选用静态、动态、全身及延迟显像采集方式。

二、骨髓显像（bone marrow imaging）

（一）显像原理

骨髓显像主要是利用骨髓内某一组分对特定放射性药物的摄取程度反映骨髓的活性。骨髓内组成细胞种类较多，目前尚无骨髓显像剂能同时反映骨髓内各种细胞的功能和分布情况。

不同类型的骨髓显像剂侧重反映相应细胞的功能和分布，进而反映骨髓的整体造血功能状态。

（二）显像剂类型

显像剂的类型	放射性药物	常用剂量 /MBq	显像时间
放射性胶体类	^{99m}Tc-SC	555~740	静脉注射后 0.5~2.0h
	^{99m}Tc-PHY	555~740	静脉注射后 0.5~2.0h
红细胞生成类	^{52}Fe- 枸橼酸铁	3.7~7.4	静脉注射后 10~24h
	$^{111}InCl_3$	37~148	静脉注射后 24~48h
粒细胞生成类	^{99m}Tc- 抗粒细胞单克隆抗体（^{99m}Tc-NCA-95）	370~740	缓慢静注后 20min、2h、4~6h
	^{99m}Tc-HMPAO- 白细胞	370~1 110	缓慢静注后 1~4h

（三）定位机制

1. 放射性胶体骨髓显像利用了骨髓间质中的网状内皮细胞具有吞噬和清除放射性胶体的作用而使骨髓显像。

2. 在正常人和大多数血液病患者中，骨髓的网状内皮细胞活性与骨髓的红细胞生成活性相一致，因此，可通过放射性胶体骨髓显像来间接反映红骨髓的造血功能和分布状况。

3. 红细胞生成类骨髓显像剂能够与转铁蛋白相结合而参与红细胞的生成代谢，能直接反映红骨髓的造血功能和分布状态。

4. **粒细胞生成类**　^{99m}Tc-NCA-95 可与骨髓中的粒细胞结合而使其显像。^{99m}Tc-HMPAO-WBC 可进入红骨髓分布于其间质内，能代表粒细胞生成细胞的分布状况。

（四）图像采集条件

图像采集条件以胶体显像剂 ^{99m}Tc-PHY 显像为例。

显像剂	准直器	扫描速度 /（cm/min）	矩阵	能峰 /KeV	窗宽	Zoom
^{99m}Tc-PHY	平行孔 LEGP/LEHR	5~10	256 × 1 024	140	20%	1.0

（五）骨髓显像的适应证

1. 了解造血功能障碍等疾病患者的骨髓活性。
2. 骨髓增生性疾病的辅助诊断。
3. 急、慢性溶血性贫血的鉴别诊断和疗效观察。
4. 真性红细胞增多症的辅助诊断和疗效观察。
5. 选择最佳骨髓穿刺和活检的部位。
6. 多发性骨髓瘤的辅助诊断。
7. 骨髓显像是探查髓外造血的有效方法。

三、前哨淋巴结显像（sentinel lymph node imaging）

（一）显像原理

淋巴结内的吞噬细胞具有对核素标记的异种抗原或大颗粒物质的吞噬作用，利用 SPECT/CT 进行采集，可以定位前哨淋巴结（SLN）。

SLN 显像可以显示肿瘤区域内首个可能被侵犯的淋巴结，对指导肿瘤患者 SLN 活检、手术范围的确定有重要意义。

(二) 常用显像剂

1. ^{99m}Tc- 硫胶体(sulfur colloidal,SC)。

2. ^{99m}Tc- 人血清白蛋白(human serum albumin,HSA)。

3. ^{99m}Tc- 右旋糖酐(dextran,DX)。

SLN 显像的颗粒的直径为 100~200nm。

(三) 显像方法

1. 注射方法 术前 1 天在肿瘤部位皮下或肿瘤内部单点注射或肿瘤周围皮下四点等量注射(肿瘤的 3、6、9、12 点钟方向),显像剂的总剂量 1~2mCi(37~74MBq)。

2. 图像采集 仰卧前位采集,充分暴露检查部位。动态采集 30 分钟后间隔多次静态显像。多时间点多体位及 SPECT/CT 断层融合显像,可以增加 SLN 检出率。

3. 采集条件

平面显像	准直器	平行孔 LEHR/LEGP
	能峰	140keV
	窗宽	20%
	矩阵	128 × 128 或 256 × 256
	放大倍数	1.0
	每帧计数	100~500k
断层显像	矩阵	64 × 64
	采集角度	360°;6°/ 帧
	每帧时间	20~30s

四、脾显像(spleen imaging)

(一) 显像的定位机制

脾脏内单核巨噬细胞系统能够吞噬放射性胶体颗粒,或脾脏选择性摄取并吞噬变性红细胞,使静脉注射的显像剂被脾浓聚而显像。

^{99m}Tc-DRBC 使肝显影变淡,脾显影清晰,有利于对无脾、多脾、副脾、术后脾残体和移植脾的存活进行观察和评估。

(二) 常用显像剂

1. 胶体类 ^{99m}Tc-SC 和 ^{99m}Tc-PHY。

2. 热变性红细胞(heat-denatured RBC,DRBC)。

(三) 标记方法

以 ^{99m}Tc-DRBC 标记方法为例,^{99m}Tc-DRBC 的标记有体外法和体内法两种。正常脾脏摄取率可达 90% 以上。

1. 体外红细胞标记法 取受检者新鲜抗凝血 5ml 放入含 1mg 氯化亚锡的亚锡焦磷酸盐冻干品瓶中,轻轻混匀后注入 185~370MBq(5~10mCi)的 Na^{99m}TcO$_4$ 溶液中,混匀后于(49.5 ± 0.5℃)水浴 30 分钟,静置于室温后静脉回输受检者体内,20~30 分钟后显像。

2. 体内红细胞标记法 取 2ml 生理盐水注入亚锡焦磷酸钠冻干品瓶中,充分溶解后静脉注入患者体内,15~30 分钟后静脉取血 2~3ml 加入 185~370MBq(5~10mCi)Na^{99m}TcO$_4$ 溶液,混匀后于（49.5±0.5℃）水浴 30 分钟，进行红细胞热变性处理，然后静脉回输患者体内，显像剂在体内可存留较长时间。

（四）采集条件

显像方式	矩阵	采集时间或计数	采集体位	采集速度
局部静态显像	胶体类：128×128； ^{99m}Tc-DRBC：256×256	500~800k	常规 ANT、POST、LL；需要时加做 LAO、LPO 体位	—
动态显像	64×64	—	ANT	功能相：30~60s/帧，共 20~30min； 动脉灌注相：1s/帧，共 1min
断层显像	64×64 或 128×128	20~30s/帧，大矩阵采集可适当延长采集时间	6°/帧	—

（五）知识点拓展：矩阵选择

1. 矩阵选择一般推荐静态 256×256，断层 64×64。

2. 断层的矩阵大小决定重建的 SPECT 图像层厚，矩阵大，则重建得到的层厚薄。

3. 选择增大矩阵会导致体素增多，若保持采集时间不变，单个体素内获得的计数信息会减少。因此，若将断层矩阵增大 1 倍，建议同时将采集时间延长 2~4 倍。

习　题

一、单项选择题

【A1 型题】

1. 放射性胶体淋巴显像，显像剂被器官或组织摄取的机制是
   A. 化学吸附和离子交换　　B. 细胞吞噬　　C. 通透弥散
   D. 选择性浓聚　　E. 选择性排泄

2. 关于淋巴显像的原理，下列说法**错误**的是
   A. 淋巴显像的显像剂是注射到组织间隙
   B. 淋巴显像剂主要经毛细淋巴管吸收
   C. 淋巴显像剂在淋巴结内可被淋巴结窦内皮细胞摄取
   D. 淋巴显像剂无法进入体循环
   E. 淋巴显像剂最终被肝、脾单核吞噬细胞系统清除

3. 下列有关淋巴显像的说法**错误**的是
   A. ^{99m}Tc-ASC 属于胶体类显像剂
   B. ^{99m}Tc-DX 分子量较小，移行较快，经常用于动态显像
   C. 淋巴显像常用体表皮下或组织间隙注射法，通常两侧对称注射
   D. 因注射部位特殊，检查前须向患者解释清楚，取得患者配合
   E. 进针后应先回抽血，确认针头在血管内才能注入显像剂

4. 下列淋巴显像剂中属于高聚物类淋巴显像剂的是

A. ^{99m}Tc-ASC　B. ^{99m}Tc-SC　C. ^{99m}Tc-DX
D. ^{99m}Tc-HSA　E. ^{99m}Tc-PHY

5. 淋巴显像的适应证**不包括**
A. 了解局部引流淋巴结的解剖分布及生理功能
B. 乳糜尿、乳糜胸的定位诊断
C. 了解其他恶性肿瘤经淋巴系统转移的途径及程度
D. 肢体水肿的病因诊断
E. 确诊淋巴瘤

6. 下列关于淋巴显像的技术要点，**错误**的是
A. 肢体远端注药后，患者应安静休息等待检查，切忌来回走动
B. 淋巴显像一般取仰卧前位，腋窝淋巴结显像时，应嘱受检者双手抱头，以充分暴露采集视野
C. 显像采集时间要严格参照显像剂种类和检查目的
D. 显像前适当标明体表标志，有利于淋巴结解剖位置的定位
E. 盆腔淋巴显像，必要时于注射的同时直肠指诊协助，以防误注入直肠壁

7. 使用胶体类骨髓显像剂时，病灶易被掩盖的部位是
A. 鼻咽部　B. 胸部　C. 上腹部
D. 骨盆　E. 四肢

8. ^{99m}Tc-PHY 属于骨髓显像剂的类型是
A. 放射性胶体　B. 红细胞生成　C. 白细胞生成
D. 粒细胞生成　E. 淋巴细胞生成

9. 注射 ^{99m}Tc-SC 行全身骨髓显像，最佳的显像时间为
A. 注射后 5~10 分钟　B. 注射后 20~40 分钟　C. 注射后 1~2 小时
D. 注射后 4~6 小时　E. 注射后 10~24 小时

10. 下列关于前哨淋巴结（SLN）的描述，**不正确**的是
A. 某一器官或某一组织原发肿瘤转移的第一站淋巴结，称为 SLN
B. 如果 SLN 阳性，那么更远的淋巴结均存在肿瘤转移的风险
C. 目前临床比较成熟的 SLN 显像剂主要有 ^{99m}Tc-SC、^{99m}Tc-MAA 和 ^{99m}Tc-DX 三种
D. SLN 显像剂颗粒直径要求达到 100~200nm
E. 已有局部和远处转移的肿瘤患者，不适宜行 SLN 显像

11. 术中探测前哨淋巴结（SLN）应注意
A. SLN 显像对术中探测意义不大，可做可不做
B. 对术中探测到的 SLN 快速活检，若未发现恶性细胞转移，则须对该区域淋巴结彻底清扫
C. 术中用 γ 探头指引，对放射性最高区域进行反复 3 次以上探测，若结果一致，则判定此点为 SLN 的位置
D. 对术中探测到的 SLN 快速活检，若 SLN 被肿瘤细胞侵犯，则不必对引流区域淋巴结进行彻底清扫
E. SLN 显像一般在术中探测后进行

12. 下列可用于前哨淋巴结显像的显像剂是

A. ^{99m}Tc-SC　B. ^{99m}Tc-MDP　C. ^{99m}Tc-DTPA
D. ^{99m}Tc-EHIDA　E. ^{99m}Tc-MAA

13. 关于胶体显像剂颗粒直径大小与器官中分布的关系，**错误**的是
A. 颗粒直径偏小，骨髓的集聚增加
B. 颗粒的直径偏大，脾脏的集聚增加
C. 80%~85% 被肝脏所清除
D. 少量放射性存在于骨髓中
E. 颗粒越大，骨髓聚集越多

14. ^{99m}Tc- 植酸钠进行显像，其进入脾脏的比例大约是
A. 2%~3%　B. 8%~10%　C. 10%~15%
D. 15%~20%　E. 20%~30%

15. 适合进行脾显像的显像剂是
A. ^{198}Au 胶体　B. ^{99m}Tc- 植酸钠　C. ^{99m}Tc- 硫胶体
D. ^{99m}Tc-DX　E. 以上均不是

16. 脾脏动态显像时，肝、脾显影次序为
A. 肝脏早 4~5s 显影　B. 脾脏早 4~5s 显影　C. 肝脏早 8~10s 显影
D. 脾脏早 8~10s 显影　E. 以上均不正确

17. 放射性胶体脾脏显像主要是利用脾脏的
A. 造血功能　B. 免疫功能　C. 血细胞阻留功能
D. 血液过滤功能　E. 吞噬功能

18. 下列关于脾脏显像方法的说法，**错误**的是
A. 脾脏动态灌注显像须进行弹丸注射
B. 注射后立即以 1~2s/ 帧连续采集 1 分钟
C. 注射显像剂后 60 分钟进行静态显像
D. 静态显像应做前后位、后前位、左侧位、右侧位、前斜位及后斜位显像
E. 必要时可进行断层显像

19. 以下关于两类脾脏显像剂的比较，**错误**的是
A. 放射性胶体类显像剂的制备较简单
B. 放射性核素标记变性红细胞显像时脾脏显影清晰，肝脏及骨髓仅轻度显影
C. 放射性胶体显像有助于比较肝脏与脾脏对胶体颗粒的吞噬能力
D. 放射性核素标记变性红细胞显像对多脾、副脾、手术残留脾及自体移植脾的观察较为有利
E. 放射性胶体显像不适于观察左上腹肿块与肝、脾之间的解剖关系

20. $^{99m}TcO_4^-$ 热变性红细胞脾脏显影常被首选用于
A. 了解脾脏的位置、大小及形态　B. 左上腹肿块的鉴别诊断
C. 脾脏占位性病变的诊断　D. 脾脏破裂、脾栓塞的诊断
E. 脾脏切除后残留灶的确定

21. 利用放射性核素标记变性红细胞进行脾脏显像主要是利用脾脏的
A. 造血功能　B. 免疫功能　C. 血细胞阻留功能
D. 血液过滤功能　E. 吞噬功能

22. 患者，男性，18 岁，诊断重度再生障碍性贫血，行造血干细胞移植术后恢复期，需要评价骨髓造血功能，首选的核医学检查是

A. 骨显像　　B. 骨髓显像
C. ^{18}F-FDG 全身 PET 显像　　D. 标记白细胞显像
E. 抗人粒细胞单克隆抗体显像

【A2 型题】

（23~25 题共用题干）

某患者发现双下肢水肿。血常规（括号内为正常参考值）：Hb 105（113~151）g/L，RBC 3.60（3.68~5.13）× 10^{12}/L，PLT 68（100~300）× 10^9/L，Neu 1.62（2~7）× 10^9/L，Neu% 71.58%（50%~70%），WBC 2.76（4~10）× 10^9/L；尿沉渣分析：尿蛋白（-），尿白细胞（-），尿酮体（±），尿潜血（±）；肿瘤标志物（括号内为正常参考值）：PSA 0.57μg/L（<4μg/L），CA 199 26.7U/ml（<37U/ml），CA 153 8.5U/ml（<31.3U/ml），CA 125 14.9U/ml（<35U/ml），AFP 2.4μg/L（0.89~8.78μg/L），CEA 1.1μg/L（<5μg/L），FER 605.1μg/L（21.8~275.0μg/L），SCC 0.7ng/ml（<1.5ng/ml），fPAS 0.34μg/L（<0.93μg/L）；大生化（括号内为正常参考值）：白蛋白 30.0g/L（35~55g/L），碱性磷酸酶 2 135U/L（40~150U/L），丙氨酸转氨酶 43U/L（5~40U/L），天冬氨酸转氨酶 41U/L（8~40U/L），乳酸脱氢酶 162U/L（114~240U/L），尿素氮 7.92mmol/L（2.9~8.2mmol/L），肌酐 92.4μmol/L（44~133μmol/L）。

骨髓涂片细胞学：骨髓有核细胞增生减低，全片可见成团分布的肿瘤细胞，考虑骨髓转移癌，请结合临床及相关检查。腹部盆腔 CT：双侧腹股沟淋巴结增多、增大；多部位骨质浓密不均匀。左下肢静脉 B 超示：左侧股总、股浅、大隐静脉瓣功能不全。

23. 据此，患者出现双侧胸腔积液、盆腔少许积液及双下肢水肿的原因**不可能**是

A. 低蛋白血症　　B. 丝虫病
C. 腹股沟淋巴结转移肿大压迫　　D. 下肢静脉功能不全
E. 肾功能衰竭

24. 患者双下肢淋巴显像如图 15-1 所示，该患者的显像特点**不包括**

A. 右下肢深淋巴管回流欠通畅　　B. 右侧腘窝淋巴结显影

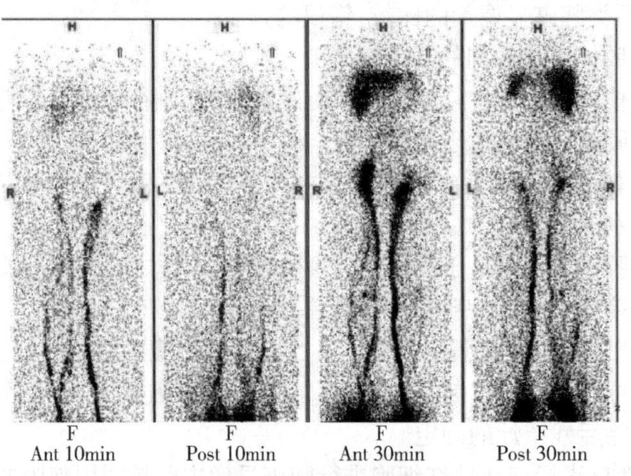

图 15-1　双下肢淋巴显像

Ant 表示前位，Post 表示后位。

C. 右下肢侧支循环形成　　D. 扫描时间内左侧髂淋巴结未见显影
E. 肝脏显影缓慢

25. 该患者进行淋巴显像的注射点应该是
A. 双侧Ⅰ、Ⅱ趾蹼间皮下
B. 肛周 3 点、9 点
C. 腹中线旁开 3~4cm，肋缘下 1~2cm
D. 双侧Ⅱ、Ⅲ指间皮下
E. 双侧耳后乳突皮下，发际前

（26~27 题共用题干）

患者，女性，43 岁，近 3 个月来乏力、发热伴皮肤紫癜 1 周，浅表淋巴结及肝、脾均不大。化验：Hb 65g/L，RBC 2.2×10^{12}/L，WBC 2.4×10^{9}/L，PLT 10×10^{9}/L，RET 0.2%。

26. 为明确诊断，拟行骨髓穿刺活检。为指导穿刺部位的选择，首选的检查是
A. 四肢 X 线平片　　B. 全身骨密度测定
C. MRI 全脊柱骨髓成像　　D. 放射性核素骨髓显像
E. 全身骨显像

27. 该患者骨髓显像的影像学表现，以下**不可能**出现的是
A. 全身骨髓不显影，仅见肝脾显影
B. 中央骨髓抑制，外周骨髓扩张
C. 中央骨髓活性减低，可见界限清楚的灶状显像剂分布增高影
D. 全身骨髓显像基本正常
E. 全身骨髓包括四肢远心端显影增强，影像清晰

二、多项选择题

1. 下列关于淋巴显像的给药方法，正确的是
A. 淋巴显像常用体表皮下或组织间隙注射法，两侧对称注射
B. 双上肢淋巴显像常常于双手Ⅰ、Ⅱ指蹼皮下约 0.5~1.0cm 处注射
C. 盆腔内、直肠旁淋巴显像的注射点一般选择肛周 3、9 点和肛 - 尾骨尖连线中点
D. 颈部、耳后、锁骨淋巴结显像选择双耳后乳突尖端血管内注射
E. 皮下进针后注药前，应先回抽针栓，确认无回血后再推注，拔针时动作要轻柔，防止误碰血管

2. 关于放射性胶体骨髓显像的原理，正确的是
A. 直接参与骨髓单核细胞的代谢
B. 利用骨髓的单核吞噬细胞活性与骨髓的红细胞生成活性相一致
C. 直接显示全身骨髓的分布
D. 直接显示全身造血组织的总容量
E. 直接反映骨髓造血功能的变化

3. 前哨淋巴结显像中应注意
A. 肿瘤周围皮下四点等量注射（肿瘤的 3、6、9、12 点钟方向）显像剂
B. 使用 5ml 注射器注射，注射后局部按摩 2~3 分钟以促进显像剂吸收
C. 患者取仰卧位，前位采集，必要时可采集侧位或 45° 前侧位
D. 如有需要可在 1、2、4、6、24 小时内多次采集图像

E. 使用高能平行孔准直器，矩阵 256×256，放大倍数 1.0

4. 相比平面显像，SPECT/CT 在前哨淋巴结（SLN）显像中的优势是
   A. 提供 SLN 的精确解剖位置，合理、快速地指导术中活检
   B. 能检出平面显像由于重影及注射点散射而难以发现的 SLN
   C. 了解患者的淋巴引流模式，发现常规引流区（包括变异的）以外的 SLN
   D. 显像时间更短
   E. 患者受到辐射剂量更小

5. 前哨淋巴结（SLN）显像技术要点包括
   A. 显像完成后利用放射性点源定位可疑 SLN，并在体表标出位置
   B. 显像剂颗粒大小影响淋巴回流时间，硫胶体显像开始时间较早并需要更频繁地采集，DX 显像开始时间较晚
   C. 注射点可用铅板遮挡，以避免高放射性干扰
   D. 采取措施避免下垂乳腺干扰靠近注射点的 SLN
   E. 可用 SPECT/CT 融合图像定位 SLN，定位会更精确

6. 放射性核素肝脾胶体显像目前的适应证包括
   A. 诊断 Budd-Chiari 综合征
   B. 协助鉴别诊断肝脏肿块
   C. 作为其他放射性核素检查的阴性对照和定位
   D. 幽闭恐怖等情况下不能施行 CT、MRI 等检查时
   E. 诊断肝血管瘤

三、简答题

1. 淋巴显像如何选择注射部位及注射方法？请举例说明。
2. 淋巴显像如何实现良好的标记，标记失败的常见异常表现是什么？
3. 简述骨髓显像的适应证。
4. 简述骨髓显像的常见异常影像表现及其临床意义。
5. 简述前哨淋巴结显像的临床应用。
6. 简述临床上常用的几种脾显像的显像剂，并对比各种显像剂的适应证及优缺点。

参 考 答 案

一、单项选择题

【A1 型题】

1. B 【解析】将放射性胶体颗粒或聚合人血清白蛋白等由静脉或皮下注入体内，放射性胶体作为机体的异物被单核吞噬细胞系统的吞噬细胞所吞噬，含单核吞噬细胞丰富的组织如肝、脾、骨髓和淋巴的显像原理均基于此。

2. D 【解析】淋巴显像剂进入体循环后，最终被肝、脾单核吞噬细胞系统清除。

3. E 【解析】进针后应先回抽有无回血，确认针头不在血管内才能注入显像剂，避免显像剂进入血管。

4. C 【解析】^{99m}Tc-SC、^{99m}Tc-ASC 和 ^{99m}Tc-PHY 属于胶体类显像剂，^{99m}Tc-HSA 属于蛋白类显像剂。

5. E 【解析】淋巴显像有助于了解淋巴瘤淋巴结累及的范围，但淋巴瘤的诊断需要淋巴

结或其他组织的活检证实。

6. A 【解析】对患者肢体远端注药后，患者肢体应做主动运动，如活动上肢或来回走动等，有助于显像剂的淋巴回流，在肢体淋巴水肿时尤为重要。

7. C 【解析】放射性胶体经静脉注射后，约 85% 的显像剂被肝、脾摄取，上腹部与肝、脾重叠部位的骨髓病变易被掩盖。

8. A 【解析】^{99m}Tc-PHY 为胶体类显像剂。

9. B

10. C 【解析】目前临床比较成熟的 SLN 显像剂主要有 ^{99m}Tc-SC、^{99m}Tc-HSA 和 ^{99m}Tc-DX 三种。

11. C

12. A 【解析】依据颗粒的性质，前哨淋巴结显像剂主要分成以下两类：一类为无机化合物，如 ^{99m}Tc- 硫胶体（^{99m}Tc-SC）、^{99m}Tc- 右旋糖酐（^{99m}Tc-DX）等；另一类为生物大分子，如 ^{99m}Tc- 人血清白蛋白（^{99m}Tc-HSA）及其衍生物等。

13. E 【解析】当颗粒直径偏小时，骨髓的集聚增加。

14. A

15. C 【解析】^{198}Au 胶体与 ^{99m}Tc- 植酸钠在体内的直径均在 20~40nm 间，大部分被肝脏摄取，进入脾脏的只占 2%~3%，脾脏显影不佳。^{99m}Tc-DX 是高分子聚合物，一般不用于脾脏显像。

16. D 【解析】由于脾脏的血供主要来自脾动脉，而肝脏血供主要来自门静脉，所以进行脾动态显像时，脾脏较肝脏早 8~10s 显影。

17. E

18. C 【解析】注射显像剂后 30 分钟进行静态显像。

19. E 【解析】由于放射性胶体显像时肝脏、脾脏及骨髓可同时显影，有利于观察左上腹肿块与肝、脾之间的解剖关系。

20. E

21. D 【解析】脾脏具有拦截和破坏衰老或损伤的红细胞功能，当放射性核素标记变性红细胞进入血液循环后，被脾脏的网状内皮细胞拦截，从而使脾脏显影。

22. B

【A2 型题】

23. B 【解析】患者白蛋白 30.0g/L（35~55g/L），支持低蛋白血症；患者腹部盆腔 CT 示双侧腹股沟淋巴结增多、增大，可引起淋巴回流障碍；双下肢静脉 B 超示：双侧股总、股浅、大隐静脉瓣功能不全，可造成静脉回流障碍。但患者并无乳糜尿 / 大象腿及尿蛋白阳性等支持丝虫病的依据。

24. B

25. A

26. D

27. E

二、多项选择题

1. ABCE 【解析】淋巴显像常用体表皮下或组织间隙注射法，两侧对称注射。皮下进针后注药前，应先回抽针栓确认无回血后再推注，拔针时动作要轻柔，防止误碰血管。双上肢淋巴显像常常于双手Ⅰ、Ⅱ指蹼皮下约0.5~1.0cm处注射；盆腔内、直肠旁淋巴显像的注射点一般选择肛周3、9点和肛-尾骨尖连线中点；颈部、耳后、锁骨淋巴结显像选择双耳后乳突尖端皮下注射。

2. BCDE 【解析】单核吞噬细胞系统能够吞噬放射性胶体而使骨髓显像，通常情况下骨髓的单核吞噬细胞活性与骨髓的红细胞生成活性相一致，因此可反映红骨髓的造血功能和分布。但胶体不参与单核巨噬细胞系统的代谢过程。

3. ACD

4. ABC

5. ACDE 【解析】选项B应为显像剂颗粒大小影响淋巴回流时间，DX显像开始时间较早并需要更频繁地采集，硫胶体显像开始时间较晚。

6. ABCD 【解析】放射性核素肝脾胶体显像目前的适应证：诊断Budd-Chiari综合征；协助鉴别诊断肝脏肿块；作为其他放射性核素检查的阴性对照和定位；幽闭恐怖等情况下不能施行CT、MRI等检查时。

三、简答题

1. 淋巴显像如何选择注射部位及注射方法？请举例说明。

答：淋巴显像常用体表皮下或组织间隙注射法，两侧对称注射。根据需要显示的淋巴区域选择相应的注射部位，比如显像区域为双上肢、腋窝、锁骨下淋巴结时，选择双手Ⅰ、Ⅱ指蹼皮下0.5~1.0cm注射。显像区域为双下肢、腹股沟、髂外、髂总、腹主动脉旁淋巴结时，选择双足Ⅰ、Ⅱ趾蹼皮下0.5~1.0cm注射。显像区域为盆腔内、直肠旁淋巴时，选择肛周3、9点和肛-尾骨尖连线中点组织内2~4cm注射等。对于较大范围者，尤其是下肢及腹部淋巴联合显像时，宜用全身显像。

2. 淋巴显像如何实现良好的标记，标记失败的常见异常表现是什么？

答：用于淋巴显像的显像剂较多，严格根据不同显像剂的标记说明进行，在铅防护通风柜中严格的无菌条件下操作，并注意避免放射性污染，沸水浴时药物溶液应浸润在水面以下，药物标记后应先行放化纯分析。胶体锝或游离锝过多都会影响显像质量，通常胶体锝过多可致肝、脾显影浓聚增加，游离锝过多表现为胃及甲状腺的明显显影。

3. 简述骨髓显像的适应证。

答：骨髓显像的适应症：①了解造血功能障碍等疾病的骨髓活性；②骨髓增生性疾病的辅助诊断；③急、慢性溶血性贫血的鉴别诊断和疗效观察；④真性红细胞增多症的辅助诊断和疗效观察；⑤选择最佳骨髓穿刺和活检的部位；⑥多发性骨髓瘤的辅助诊断；⑦骨髓显像是探查髓外造血的有效方法。

4. 简述骨髓显像的常见异常影像表现及其临床意义。

答：骨髓显像异常影像常见于以下形式：①骨髓抑制。中央骨髓和/或外周骨髓显影不良，提示骨髓量减少和骨髓造血功能减退。②中央骨髓显影不良伴外周骨髓显影，提示中央骨髓活性抑制，外周骨髓代偿性或浸润性增生。③骨髓灶状显影，指骨髓或髓外造血器官中出现分界清楚的局限性放射性异常浓聚，提示骨髓造血功能代偿。④骨髓显影增强。中央骨髓显影清晰伴外周骨髓扩张，提示骨髓造血功能活跃。

5. 简述前哨淋巴结显像的临床应用。

答：目前国内外报道最多的是乳腺癌前哨淋巴结的研究。前哨淋巴结探测可使病理医师专注于检查1或2个淋巴结，提高病理诊断率，有助于临床上更精确的分期。通过对前哨淋巴结的检查，可以预测区域转移的信息，从而有助于准确诊断肿瘤淋巴结转移，选择合理的手术治疗方案，减少手术的难度和不必要的手术费用，同时为减轻患者的痛苦和提高生活质量提供准确可靠的诊断技术。前哨淋巴结显像还应用于黑色素瘤、胃肠道肿瘤、妇科恶性肿瘤、头颈部肿瘤、前列腺癌及非小细胞肺癌等恶性肿瘤的诊断与治疗上，能够准确定位，指导SLN活检，进而对肿瘤进行准确分期和预后判断，制订更为合理的治疗方案，提高患者的生存率和生存质量。

6. 简述临床上常用的几种脾显像的显像剂，并对比各种显像剂的适应证及优缺点。

答：目前临床用于脾显像的显像剂为胶体类（^{99m}Tc-SC 和 ^{99m}Tc-PHY）和热变性红细胞（DRBC）。

（1）胶体类：^{99m}Tc-SC 的颗粒较大（100~1 000nm），可使肝、脾和骨髓同时显影，可作为脾的显像剂。^{99m}Tc-PHY 静脉注入血液后形成 ^{99m}Tc- 植酸钙胶体，正常时约 90% 被肝脏摄取，仅 2%~3% 进入脾脏，故肝显影时，脾常不显影，不是理想的脾显像剂。

（2）热变性红细胞：^{99m}Tc-DRBC 的制备有体外法和体内法之分。^{99m}Tc-DRBC 大部分被拦截在脾脏，正常的脾脏摄取率可达 90% 以上。

（胡　佳）

第十六章　核医学核素治疗技术

学习目标

1. 掌握　格雷夫斯病 ^{131}I 治疗的适应证、禁忌证、治疗原理、治疗前准备和治疗注意事项。
2. 熟悉　格雷夫斯病 ^{131}I 治疗的配药及给药步骤。
3. 了解　格雷夫斯病的临床表现、诊断标准及治疗方法。

重点和难点内容

格雷夫斯病 ^{131}I 治疗的原理、治疗前准备及治疗剂量的调整。

习　题

一、单项选择题

【A1 型题】

1. 核医学的核素内照射治疗包括
   A. 门诊诊疗和住院治疗　B. 门诊诊疗和家庭随访
   C. 门诊诊疗和社区复查　D. 住院治疗和家庭随访
2. 放射性核素治疗过程中的应急预案
   A. 不需要　B. 需要
   C. 无所谓　D. 以上都可以
3. 关于核素治疗前，对孕妇及胎儿的防护，下面不正确的是
   A. 孕妇在进行核医学检查或治疗时，放射性药物可以通过胎盘而进入胎儿体内导致核素的内照射危害
   B. 母亲的器官和组织内的放射性药物对胎儿构成外照射危害
   C. 储存于膀胱的放射性药物，是对胎儿照射的重要辐射源
   D. 只要进行核医学检查后，就必须终止妊娠
4. 核医学“核素治疗”诊疗过程中对患者防护的主要措施不包括
   A. 注意育龄妇女的防护　B. 注意孕妇及胎儿的防护
   C. 注意对哺乳期妇女的防护　D. 注意对更年期妇女的防护
5. 某患者需要进行内照射治疗，关于使用的药物剂量，下面的说法正确的是
   A. 存在个人剂量限值，不能超过 50mSv
   B. 存在个人剂量限值，不能超过 100mSv
   C. 不存在个人剂量限值，随便使用多大剂量
   D. 不存在个人剂量限值，但要遵循剂量指导水平
6. 目前临床上常用的治疗用核素多为

A. γ 射线发射体　　B. α 射线发射体　　C. 正电子发射体
D. 中子发射体　　E. β 射线发射体

7. ^{131}I 治疗分化型甲状腺癌的原理是
A. 具有摄取 ^{131}I 的功能
B. 放射治疗性的 β 射线
C. 大剂量 ^{131}I 发射内照射治疗
D. 治疗分化型甲状腺癌术后残留组织及其转移灶
E. 以上都是

8. 用 ^{131}I 治疗分化型甲状腺癌，让患者含化维生素 C 的目的是
A. 补充维生素 C　　B. 减轻颈部水肿
C. 清洁口腔　　D. 促进唾液分泌
E. 对 ^{131}I 治疗增效

9. 初步诊断 Graves 病的标准**不包括**
A. 心悸、多汗及易激动等交感神经兴奋性增高引发的高代谢症状和体征
B. 甲状腺弥漫性肿大（少数病例可无甲状腺肿大）
C. TSH 水平降低，FT_4 水平升高
D. 血清 TRAb 阳性
E. 浸润性突眼

10. 某分化型甲状腺癌患者，术后行 ^{131}I 治疗 2 个疗程后，出现口干、无唾液分泌，咀嚼时出现腮部肿痛，应考虑患者为
A. 甲状腺癌发生转移　　B. 甲减的表现
C. 唾液腺受到辐射损伤　　D. 喉返神经受到损伤
E. 以上都不是

11. ^{131}I 治疗分化型甲状腺癌转移灶时，^{131}I 给予剂量常依据转移灶的部位不同而异，一般治疗甲状腺癌肺转移灶时 ^{131}I 的给予剂量为
A. 50~100mCi　　B. 100~150mCi　　C. 150~200mCi
D. 200~250mCi　　E. 250~300mCi

12. ^{131}I 治疗去除分化型甲状腺癌术后残留甲状腺组织，于服用 ^{131}I 当天开始的 1 周内，可给予患者口服泼尼松（30mg/d），其作用是
A. 减轻 ^{131}I 对唾液腺的辐射损伤
B. 增加残留甲状腺组织对 ^{131}I 的摄取
C. 减少放射性对肠道的损伤
D. 促进 ^{131}I 的排泄
E. 减轻辐射作用引起的甲状腺局部肿胀，特别是喉头水肿

13. 对于核素治疗病房周围剂量的要求是
A. 墙壁外表面 50cm 处的周围剂量当量率应小于 1.5μSv/h
B. 墙壁外表面 50cm 处的周围剂量当量率应小于 2.5μSv/h
C. 墙壁外表面 30cm 处的周围剂量当量率应小于 1.5μSv/h
D. 墙壁外表面 30cm 处的周围剂量当量率应小于 2.5μSv/h

14. 核素治疗病房的要求**不包括**

A. 房间防护门　　B. 观察窗
C. 视频系统　　D. 风淋设备

15. 在核医学病房住院时患者辐射剂量对于医护人员的影响是
A. 在一定程度上增加了医护人员的辐射剂量
B. 在一定程度上减少了医护人员的辐射剂量
C. 在一定程度上不影响医护人员的辐射剂量
D. 在一定程度上与医护人员的辐射剂量无关

16. ^{131}I 在甲状腺内的有效半衰期为
A. 5~7 天　　B. 3.5~4.5 天　　C. 4~8 周
D. 3.5~4.5 周　　E. 5~7 周

17. ^{131}I 治疗的禁忌证为
A. 有颈部手术或外照射史
B. 合并白细胞或血小板减少
C. 老年患者(特别是伴发心血管疾病者)
D. 合并疑似或确诊甲状腺癌
E. ATD 疗效差或多次复发

18. 使用含碘造影剂与 ^{131}I 治疗应间隔
A. 1~2 天　　B. 2~3 天　　C. 3~6 周
D. 6~8 周　　E. 3~6 个月

19. 使用计算剂量法确定 ^{131}I 治疗剂量时,通常每克甲状腺组织给予
A. 70~150μCi　　B. 70~120μCi　　C. 70~110μCi
D. 110~150μCi　　E. 120~150μCi

20. 以下说法**错误**的是
A. 工作人员接收 ^{131}I 时须穿防护服,戴手套
B. 每天及每次使用 ^{131}I 前后都需要进行详细记录
C. 服完 ^{131}I 后须再接适量水饮用,目的是让患者多喝水
D. 须把服药杯子扔进专用的放射性废物垃圾桶
E. 须多次检测工作人员有无放射源污染

21. 患者,男,25 岁,在 ^{131}I 治疗后出现疲乏、嗜睡、体重增加、畏寒、便秘,甲状腺功能检查发现 FT_4 及 TSH 均低于正常范围,患者可能为
A. 甲状腺功能减退　　B. 甲状腺功能亢进
C. 慢性淋巴性甲状腺炎　　D. Graves 病
E. 甲状腺高功能腺瘤

22. 患者,女,28 岁,^{131}I 治疗后诊断为晚发甲减,患者可能已行 ^{131}I 治疗
A. 2 个月　　B. 3 个月　　C. 6 个月
D. 8 个月　　E. 12 个月

23. 骨转移瘤在骨显像中,更适宜核素治疗的放射性分布区域是
A. 放射性减低区　　B. 放射性缺损区　　C. 放射性浓集区
D. 放射性分布正常区　　E. 以上都对

24. 放射性核素治疗骨转移癌的主要目的是

A. 缓解疼痛　　B. 彻底消除骨转移病灶
C. 预防新病灶发生　　D. 修复溶骨性病灶
E. 以上都对

25. 患者，男，67 岁，右肺癌术后 3 个月，自觉全身多处骨骼疼痛，X 线胸背部和腰部检查未见异常，骨核医学显像发现肋骨、胸椎和腰椎有多处放射性异常浓聚，该患者应选择的治疗措施为

A. ^{131}I 治疗　　B. ^{211}At 治疗
C. ^{153}Sm-EDTMP 治疗　　D. 放射性核素胶体治疗
E. 放射性核素动脉介入治疗

26. 放射性核素敷贴治疗适应证**不包括**

A. 毛细血管瘤　　B. 瘢痕　　C. 泛发性神经性皮炎
D. 黏膜白斑　　E. 翼状胬肉

27. 皮肤病敷贴治疗，是利用放射性核素的

A. γ 射线　　B. 内转换电子　　C. α 射线
D. 俄歇电子　　E. β 射线

28. ^{32}P 敷贴的适应证为

A. 真性红细胞增多症　　B. 广发性牛皮癣　　C. 日光性皮炎
D. 毛细血管瘤　　E. 甲状腺囊肿

29. 患者，男性，20 岁，患者于 3 年前行纵隔气肿减压术后胸前部出现瘢痕疙瘩，伴瘙痒、疼痛，色暗红，质硬，皮温不高，最佳的治疗方式是

A. 手术　　B. 手术和 ^{32}P 敷贴治疗
C. ^{32}P 胶体注射　　D. ^{32}P 敷贴治疗

30. 骨肿瘤病灶浓聚放射性药物 ^{153}Sm-EDTMP 的机制是

A. 抗原抗体反应
B. 配体受体结合
C. 肿瘤细胞特异摄取
D. 病灶部位骨代谢活跃形成的放射性药物浓聚
E. 病灶周围软组织放射性持续浓集

31. 放射性药物氯化锶（$^{89}SrCl_2$）治疗转移性骨肿瘤的机制是

A. 抗原抗体反应
B. 配体受体结合
C. 肿瘤细胞特异摄取
D. 放射性药物是肿瘤细胞的代谢底物
E. 病灶部位骨骼代谢活跃形成的放射性药物浓集

32. 下列恶性肿瘤中最易发生骨转移的是

A. 前列腺癌　　B. 肝癌　　C. 甲状腺乳头状癌
D. 肾癌　　E. 胃癌

33. 放射性核素治疗骨转移癌的基本原理是

A. 在局部通过发射 α 射线起到内照射治疗的目的
B. 在局部通过发射 β 射线起到内照射治疗的目的

C. 在局部通过发射 γ 射线起到内照射治疗的目的
D. 在局部通过发射电子俘获起到内照射治疗的目的
E. 在局部通过发射标识 X 线起到内照射治疗的目的

34. 理想的骨转移癌治疗用放射性药物应具有的特点是
A. 主要浓聚于骨转移灶,骨髓毒性略高
B. 主要浓聚于骨转移灶,骨髓毒性中度
C. 主要浓聚于骨转移灶,骨髓毒性较低
D. 主要浓聚于骨转移灶,对骨髓没有影响
E. 主要浓聚于骨转移灶,周围正常软组织放射毒性较低

35. 氯化锶($^{89}SrCl_2$)治疗骨转移癌的基本原理是
A. 主要浓集于骨转移癌灶,亲和性是正常骨组织的 10 倍,20% 的药物会在体内滞留 30 天
B. 主要浓集于骨转移癌灶,亲和性是正常骨组织的 10 倍,20% 的药物会在体内滞留 45 天
C. 主要浓集于骨转移癌灶,亲和性是正常骨组织的 10 倍,20% 的药物会在体内滞留 60 天
D. 主要浓集于骨转移癌灶,亲和性是正常骨组织的 10 倍,20% 的药物会在体内滞留 90 天
E. 主要浓集于骨转移癌灶,亲和性是正常骨组织的 10 倍,20% 的药物会在体内滞留 120 天

36. 应用 ^{153}Sm- 乙二胺四亚甲基膦酸(EDTMP)治疗骨转移癌的优点是
A. 产生能量为 103keV 的 α 射线,可采用核素显像手段监测骨病灶摄取情况
B. 产生能量为 103keV 的 β^+ 射线,可采用核素显像手段监测骨病灶摄取情况
C. 产生能量为 103keV 的 γ 射线,可采用核素显像手段监测骨病灶摄取情况
D. 产生能量为 103keV 的 X 线,可采用核素显像手段监测骨病灶摄取情况
E. 产生能量为 103keV 的标识 X 线,可采用核素显像手段监测骨病灶摄取情况

37. ^{153}Sm-EDTMP 治疗骨转移性肿瘤,若需重复治疗,两次治疗间隔时间为
A. 1~2 周　　B. 2~4 周　　C. 2~4 个月
D. 3~6 个月　　E. 6~12 个月

38. $^{89}SrCl_2$ 治疗骨转移性肿瘤,若需重复治疗,两次治疗的间隔时间应为
A. 1~2 周　　B. 2~4 周　　C. 2~4 个月
D. 3~6 个月　　E. 6~12 个月

39. 放射性核素治疗骨转移性肿瘤时,接受辐射剂量最大的器官是
A. 肝脏　　B. 膀胱　　C. 骨髓
D. 肺　　E. 甲状腺

40. 患者,女性,62 岁。近期确诊为非小细胞肺癌,伴腰背痛和右腿痛。全身骨骼核医学显像示,胸腰椎及右下肢多发性局灶浓聚影像,符合骨转移癌表现。考虑下一步治疗是
A. 先肿瘤化疗后手术　　B. 肺癌根治术后放疗
C. 外照射治疗　　D. 放射性粒子治疗
E. 放射性核素治疗

41. 患者，男性，72 岁。前列腺癌伴全身多发性骨转移，给予氯化锶（$^{89}SrCl_2$）治疗。给药后 1 周出现疼痛加重，持续 4 天，这是因为

A. 加重现象，病情严重　　B. 闪烁现象，预示有好的疗效
C. 缓解现象，病情好转　　D. 平稳现象，病情变化不大
E. 无法判断病情变化

42. 放射性胶体腔内介入治疗的适应证是

A. 临床考虑有胸腹膜转移，顽固性难治的癌性胸腹腔积液（为渗出液），无包裹及粘连
B. 病理学证实有胸腹膜转移，顽固性难治的癌性胸腹腔积液（为漏出液），无包裹及粘连
C. 病理学证实有胸腹膜转移，顽固性难治的癌性胸腹腔积液（为渗出液），无包裹及粘连
D. 治疗穿刺部位的体腔内有较大体积的肿瘤存在，预计生存期不大于 3 个月

43. 影响放射性胶体腔内介入治疗反应的严重程度因素是

A. 患者的全身状况　　B. 对放射线的敏感程度
C. 处方剂量的注射量大小　　D. 以上都是

44. 放射性胶体腔内介入治疗后，一定时间内要进行患者的体位改变，目的是

A. 一般情况下，6 小时后，约 90% 的放射性药物活性固定在胸膜腔或腹膜腔
B. 一般情况下，24 小时后，约 90% 的放射性药物活性固定在胸膜腔或腹膜腔
C. 一般情况下，48 小时后，约 90% 的放射性药物活性固定在胸膜腔或腹膜腔
D. 一般情况下，72 小时后，约 90% 的放射性药物活性固定在胸膜腔或腹膜腔

45. 放射性核素 ^{90}Y 是一种人工合成的放射性核素，其衰变释放

A. 带有能量的纯 α 射线　　B. 带有能量的纯 β 射线
C. 带有能量的纯 γ 射线　　D. 带有能量的标识 X 线

46. 放射性核素 ^{90}Y 微球治疗肝转移的适应证是

A. 孤立性结直肠癌肝转移患者
B. 潜在可切除的 CRC 患者
C. 不可手术切除的结直肠癌肝转移患者
D. 经标准治疗失败的不可手术切除的结直肠癌肝转移患者

47. 放射性核素治疗神经内分泌肿瘤（NETs）的基本原理是

A. NETs 细胞表面生长抑素 1 型受体常过度表达，为显像及靶向治疗提供了可能
B. NETs 细胞表面生长抑素 1 型受体不过度表达，为显像及靶向治疗提供了可能
C. NETs 细胞表面生长抑素 2 型受体常过度表达，为显像及靶向治疗提供了可能
D. NETs 细胞表面生长抑素 2 型受体不过度表达，为显像及靶向治疗提供了可能
E. NETs 细胞表面生长抑素 3 型受体常过度表达，为显像及靶向治疗提供了可能

48. 放射性粒子 ^{125}I 治疗肿瘤的特点是

A. 局部长期持续释放低剂量率的 γ 射线照射治疗
B. 局部长期持续释放高剂量率的 γ 射线照射治疗
C. 局部长期持续释放低剂量率的 β 射线照射治疗
D. 局部长期持续释放高剂量率的 β 射线照射治疗

E. 局部长期持续释放低剂量率的α射线照射治疗

49. 放射性粒子植入源管理要求中，需要配备带铅屏风的分装台、活度计等设施，并配备个人防护用品的场所是

A. 放射性粒子植入源贮存场所　　B. 放射性粒子植入源经销场所

C. 放射性粒子植入源消毒场所　　D. 患者住院病房

50. 多个放射性粒子植入源植入人体肿瘤部位后，______发出射线对肿瘤进行杀伤。虽然与远距离放射治疗相比其初始剂量率______，但由于其照射的______，在植入后对应的一段时间内（如一个或几个半衰期）对肿瘤靶区造成的累积剂量仍然非常可观

A. 一直，较高，特殊性　　B. 间断，不低，可控性

C. 持续，不高，持续性　　D. 持续，较高，可控性

51. 放射性粒子植入源植入影像定位时，禁止医护人员在CT、X线机场所内进行的工作是

A. 边植入边进行曝光操作　　B. 核对患者人员信息

C. 佩戴个人防护用品　　D. 清点放射性粒子植入源个数

52. 植入现场的医护人员应佩戴

A. 个人剂量计　　B. 消毒用品

C. 恰当的铅防护服　　D. 记录植入操作时间的计时器

53. 放射性粒子植入源植入后的病房安全防护与监督要求中，患者床边或单人病房应划为临时控制区，病房入口处应有

A. 患者个人信息　　B. 电离辐射警告标志

C. 护理人员信息　　D. 放射性粒子植入源植入信息

54. 放射性粒子植入源植入后的病房安全防护与监督要求中，医护人员查房，家属成员如须长时间陪护，应

A. 与患者保持一定距离　　B. 与患者隔离

C. 控制人数　　D. 严格管理进出入程序

55. 关于放射性粒子植入源植入后的病房安全防护与监督要求，以下说法正确的是

A. 在患者植入部位对应的体表实施适当的屏蔽防护

B. 隔离患者家属

C. 控制患者的饮食和运动

D. 在室外安装辐射剂量报警装置

56. 植入放射性粒子植入源的患者出院后，医院应提供

A. 足够营养　　B. 防护指导

C. 医务人员陪护　　D. 防护用品

57. 关于植入放射性粒子植入源的患者出院事宜，说法**错误**的是

A. 医院有义务对患者进行出院告知

B. 出院后患者在短期内禁止长时间接触孕妇、婴幼儿

C. 患者应单卧室休息

D. 患者可自由活动

58. 植入放射性粒子植入源的患者出院后，说法正确的是

A. 日常活动时应尽可能远离家属，或者适当穿戴防护用品

B. 尽快融入正常生活

C. 可自行评估辐射损伤

D. 两个半衰期后前往医院取出放射性粒子植入源

59. 植入放射性粒子植入源的患者在住院期间一般______走出病房，以______与病区内其他人员的接触，若需接触，需穿戴______，并尽可能减少______

A. 允许适当，增加，防护用品，接触范围

B. 不允许，减少，报警设备，接触时间

C. 不允许，减少，防护用品，接触时间

D. 受控，扩大，报警设备，接触范围

60. 临床常用 ^{125}I 放射性粒子植入源的物理半衰期为

A. 108 分钟　　B. 68 分钟

C. 8.04 天　　D. 59.6 天

61. 患者，男性，60 岁。临床、CT 影像与穿刺病理诊断等为非小细胞肺癌（周围型腺癌），虽然没有纵隔及远处转移，但是有手术与放疗的禁忌证，且拒绝化疗，下一步的治疗是

A. 靶向药物治疗　　B. 放射性粒子治疗

C. 放射免疫治疗　　D. 中医治疗

E. 生物治疗

62. 患者，男性，60 岁。临床、CT 影像与穿刺病理诊断等为非小细胞肺癌（周围型腺癌），虽然没有纵隔及远处转移，但是有手术与放疗的禁忌证，且拒绝化疗。经放射性粒子治疗后出院。下一步的防护是

A. 2 个月内应该避免近距离接触儿童和妊娠妇女

B. 1 个月内应该避免近距离接触儿童和妊娠妇女

C. 2 个月内应该避免近距离接触老幼和妊娠妇女

D. 1 个月内应该避免近距离接触老幼和妊娠妇女

E. 2 个月内应该避免近距离接触儿童和哺乳妇女

63. 放射性核素靶向治疗药物 ^{177}Lu-PSMA-617 的主要临床应用价值是

A. 释放的 β 射线能够损毁去势抵抗性前列腺癌细胞

B. 释放的 β 射线能够损毁转移性去势抵抗性前列腺癌细胞

C. 释放的 α 射线能够损毁去势抵抗性前列腺癌细胞

D. 释放的 α、β 射线能够损毁转移性去势抵抗性前列腺癌细胞

64. 放射性核素冠状动脉血管内放疗的临床意义是

A. 用于冠状动脉支架内狭窄的主要治疗

B. 用于冠状动脉支架内再狭窄的主要治疗

C. 预防单纯球囊血管成形术治疗新发病变后的再狭窄

D. 用于治疗药物洗脱支架初始治疗失败后复发的支架内再狭窄的患者

【A2 型题】

（65~68 题共用题干）

患者，男性，70 岁。近期确诊为前列腺癌，伴腰痛和左腿痛。全身骨骼核医学显像示腰椎及左下肢多发性局灶浓聚影像，符合骨转移癌表现。血常规未见异常，肝肾功能未见异常。

65. 进行下一步治疗前，还须进行的检查是

A. 双下肢 X 线　　B. 盆腔 CT　　C. 盆腔 MR

D. 腰椎 CT　　E. 盆腔超声

66. 如果该患者无明显的脊柱骨质破坏伴病理性骨折,可采用

A. 先肿瘤化疗后手术　　B. 前列腺癌根治术后放疗
C. 外照射治疗　　D. 放射性粒子治疗
E. 放射性核素治疗

67. 如果患者在核素治疗前有明显的脊柱骨质破坏,需要预防病理性骨折导致截瘫,可首先考虑

A. 先肿瘤化疗后手术　　B. 外照射治疗
C. 前列腺癌根治术后放疗　　D. 近距离治疗
E. 放射性粒子治疗

68. 如果患者 ^{89}Sr 治疗 3 个月后复查 CT,发现脊柱骨质破坏明显,有病理性骨折导致截瘫的可能,考虑进行

A. 肿瘤化疗　　B. 前列腺癌根治放疗
C. 外照射治疗　　D. 放射性核素治疗
E. 放射性粒子治疗

(69~71 题共用题干)

患者,男性,78 岁。以"排尿困难 3 个月,近期加重。无其他病史陈述。B 超检查显示'前列腺增生明显'"而入院。入院后实验室检查:PSA 大于 100ng/ml,穿刺活检病理示"前列腺癌,Gleason 评分 9 分"。影像学 MRI 等检查提示:病灶浸润范围较大,无法进行根治手术治疗,患者也拒绝外照射放射治疗和激素内分泌治疗。

69. 患者收入院后,必须进行的检查是

A. 腹盆常规超声检查
B. 经直肠前列腺超声检查
C. 盆腔 CT 检查
D. 盆腔 X 线检查
E. 全身 PET/CT 和 / 或全身骨骼核医学显像

70. 对无法进行根治手术或外照射放疗,且不能接受化疗和内分泌治疗的前列腺癌患者,应该采取

A. 常规化疗　　B. 放射性核素治疗
C. 放射性粒子植入治疗　　D. 铱 -192 近距离治疗
E. 定期观察

71. 放射性粒子植入治疗前列腺癌患者,是因为

A. 持续释放高剂量率的 γ 射线,肿瘤靶区累积而获得高剂量照射治疗,对靶区周围危及器官的影响非常轻微
B. 持续释放中剂量率的 γ 射线,肿瘤靶区累积而获得高剂量照射治疗,对靶区周围危及器官的影响非常轻微
C. 持续释放低剂量率的 γ 射线,肿瘤靶区累积而获得高剂量照射治疗,对靶区周围危及器官的影响非常轻微
D. 持续释放低剂量率的 X 线,肿瘤靶区累积而获得高剂量照射治疗,对靶区周围危及器官的影响非常轻微

E. 持续释放高剂量率的 X 线，肿瘤靶区累积而获得高剂量照射治疗，对靶区周围危及器官的影响非常轻微

（72~74 题共用题干）

患者，女性，34 岁，因“心慌、手抖、怕热、多汗 2 个月”就诊。患者 2 个月前出现心慌、手抖、怕热、多汗、乏力、精神焦虑、排便次数增多，未进行任何诊治。查体：手震颤，双侧眼球无突出，甲状腺Ⅱ度肿大，颈部可闻及血管杂音，心率 120 次 /min。

72. 首先考虑患者为

A. 甲状腺功能减退　B. 亚急性甲状腺炎
C. 慢性淋巴性甲状腺炎　D. Graves 病
E. 甲状腺高功能腺瘤

73. 若患者行内分泌治疗后出现全血细胞减少及肝功能损伤，则可建议患者行

A. 手术治疗　B. 超声引导下穿刺活检　C. 射频消融治疗
D. ^{131}I 治疗　E. 中药治疗

74. 患者在 ^{131}I 治疗后出现甲减的症状和体征，实验室检查发现血清 FT_4 低于正常，TSH 高于正常，则可认为患者

A. 临床治愈　B. 部分缓解　C. 复发
D. 无效　E. 有效

二、多项选择题

1. 甲状腺癌发生的因素包括

A. 头颈部的辐射损伤　B. 高碘与低碘饮食　C. 遗传因素
D. 内分泌及免疫因素　E. 性别因素

2. 下列措施中可增强 DTC 转移灶摄取 ^{131}I 能力的有

A. 提高患者 TSH 水平
B. 降低患者 TSH 水平
C. 给予患者口服锂制剂，以延长 ^{131}I 在 DTC 病灶内的滞留时间
D. 提高患者体内碘池
E. 减低患者体内碘池

3. DTC 患者术后 ^{131}I 治疗的适应证包括

A. 有残留甲状腺组织，颈部摄 ^{131}I 率>1%，甲状腺显像显示颈部有残留甲状腺组织显影
B. 颈部残留甲状腺组织清除后，诊断剂量 ^{131}I 显像证实患者体内有转移灶存在
C. 颈部残留甲状腺组织完全清除后，血清 Tg 水平明显高于正常
D. 颈部残留甲状腺组织完全清除后，血清 Tg 水平明显低于正常
E. 创口尚未愈合，或 WBC 水平在 3.0×10^9 个 /L 以下

4. 下列关于 DTC 术后 ^{131}I 清甲治疗的注意事项，正确的是

A. 服用 ^{131}I 治疗后，嘱患者多饮水，及时排空小便，减少对膀胱和全身的辐射损伤
B. 患者服用 ^{131}I 后 1 周内给予口服泼尼松，以减轻颈部的水肿
C. 患者服用 ^{131}I 后含化维生素 C 片，或经常咀嚼口香糖以促进唾液分泌，可减轻 ^{131}I 对唾液腺的辐射损伤
D. 服用 ^{131}I 后，女性患者 1 年内，男性患者半年内注意避孕

E. 患者服用 ^{131}I 后 1 个月内应继续禁含碘丰富的食物和药物

5. 关于 DTC 患者 ^{131}I 治疗后的防护问题，下列说法正确的有

A. 患者应一人一个房间，以减少患者之间相互产生辐射损伤

B. 患者病房内最好有单独的卫生间，以坐式马桶为最佳

C. 患者的衣物被褥应作一定的放置衰变处理和单独洗涤

D. 医护人员与患者接触（特别是患者服用 ^{131}I 后 3 天内）时，应采用一定的防护措施，并事先做好准备工作，尽量减少与患者的接触时间

E. 患者的排泄物应在特殊的化粪池内放置一定时间后才能排入正常下水道

6. 对 ^{131}I 去除 DTC 患者术后残留甲状腺组织疗效有影响的因素有

A. ^{131}I 投予剂量

B. 术后残留甲状腺组织的大小

C. 残留甲状腺组织摄 ^{131}I 率的高低

D. 甲状腺外是否存在功能性的转移灶

E. 分化型甲状腺癌的不同病理类型

7. 可采用 ^{131}I 显像进行转移灶探测的甲状腺癌类型为

A. 乳头状癌　　B. 滤泡状癌　　C. 髓样癌

D. 未分化癌　　E. 混合型癌

8. 下列可用于骨转移性肿瘤治疗的放射性核素有

A. ^{153}Sm　　B. ^{131}I　　C. ^{32}P

D. ^{89}Sr　　E. ^{188}Re

9. 放射性核素治疗骨转移性肿瘤的适应证包括

A. 化疗或放疗后出现严重骨髓功能障碍的骨转移性肿瘤患者

B. 转移性骨肿瘤伴有骨痛的患者

C. 放射性核素骨显像显示骨转移性肿瘤病灶有异常放射性浓聚

D. 白细胞不低于 3.5×10^9 个 /L，血小板不低于 80×10^9 个 /L 者

E. 放射性核素骨显像显示骨转移性病灶部位无明显放射性浓聚

10. 骨转移性肿瘤患者行放射性核素治疗之前，对其状况的评价标准包括

A. 患者的骨疼痛程度

B. 患者的睡眠情况

C. 患者的食欲情况

D. 患者的生活质量及体力状况

E. 患者的全身骨密度

11. 影响骨转移性肿瘤放射性核素治疗疗效的因素包括

A. 原发肿瘤的类型

B. 骨转移灶的表现形式及部位

C. 是否伴病理性骨折

D. 是否伴骨骼系统以外的其他器官转移

E. 是否使用止痛药物并已成瘾

12. 不适合放射性核素治疗的情况为

A. 放射性核素骨显像显示恶性肿瘤骨转移灶为放射性“冷区”

B. 未发现确切原发性肿瘤的骨痛

C. 患者白细胞低于 3.5×10^9 个 /L，血小板低于 80×10^9 个 /L 者

D. 患者处于恶病质状态，估计生存期不超过 3 个月

E. 伴严重肝肾功能受损的骨转移性肿瘤患者

13. 放射性核素冠状动脉血管内放疗远期结局的影响因素是

A. 放射剂量　　B. 剂量分布的同质性

C. 狭窄病变的复杂性　　D. 放疗时的血管损伤程度

三、简答题

1. 放射性核素药物治疗生长抑素受体肿瘤的临床治疗机制是什么？

2. 放射性核素药物治疗生长抑素受体肿瘤的主要适应证是什么？

参考答案

一、单项选择题

【A1 型题】

1. A　2. B　3. D　4. D　5. D　6. E　7. E　8. D　9. E　10. C

11. C　12. E　13. D　14. D　15. A　16. B　17. B　18. D　19. A　20. C

21. A　22. E　23. C　24. A　25. C　26. C　27. E　28. D　29. B　30. D

31. E　32. A

33. B 【解析】治疗骨转移癌的放射性药物能够大量靶向浓聚在多发肿瘤病灶；放射性核素药物衰变过程中发射 β 射线，对转移灶进行内照射治疗，达到止痛和杀死肿瘤细胞的目的，对骨髓及周围组织放射毒性很低。

34. C 【解析】理想的治疗骨转移癌的药理特点是放射治疗增益比高，即放射性核素药物病灶能够大量靶向浓聚，而对骨髓及周围组织放射毒性很低。

35. D 【解析】^{89}Sr（锶）在骨转移癌病灶内的摄取量是正常骨的 10 倍。^{89}Sr 的物理半衰期长，可滞留在骨转移癌灶内 90 天，极大部分的辐射效应在此期间达到，所以内照射疗效较好。

36. C 【解析】^{153}Sm 是一种既发射 γ 射线（103keV）用于显像，又发射 β 射线（0.8MeV）用于治疗的放射性核素。

37. C

38. D

39. B

40. E 【解析】放射性核素（^{89}Sr 或 ^{153}Sm-EDTMP）对多发性骨转移癌的治疗有明确的临床价值，具有止痛和控制局部病灶的疗效。

41. B 【解析】闪烁现象的出现，目前机制不明，但许多临床证据表明，这是疗效和预后良好的表现。

42. C　43. D　44. B　45. B　46. D

47. C 【解析】肽受体介导的放射性核素治疗（PRRT）利用放射性核素标记的生长抑素类似物与体内肿瘤的生长抑素受体结合发挥抗肿瘤治疗作用，而 90% 的神经内分泌肿瘤存在生长抑素受体表达，因此 PRRT 是治疗分化好的生长抑素受体表达阳性的神经内分泌肿瘤的一项重要手段。

48. A 【解析】属于近距离放射治疗范畴。放射性 ^{125}I 粒子持续释放低剂量率的 γ 射线，肿瘤靶区累积获得高剂量照射，使肿瘤细胞停滞于静止期并不断地消耗肿瘤干细胞，使其失去增殖能力。而靶区外的受照剂量很低，正常组织不受或仅受轻微损伤。

49. A 50. C 51. A 52. A 53. B 54. A 55. A 56. B 57. D 58. A 59.C 60. D

61. B 【解析】对本患者，选择应用 ^{125}I 粒子植入治疗，能够使局部的肿瘤靶区累积获得高剂量照射，而靶区外正常组织受到的影响很轻微。

62. A 【解析】根据放射防护的原则，需要避免近距离接触儿童和妊娠妇女。

63. B

64. D 【解析】放射性核素冠状动脉血管内放疗的适应证是药物洗脱支架初始治疗失败后复发支架内再狭窄的患者。禁忌证是预防单纯球囊血管成形术治疗新发病变后的再狭窄。

【A2 型题】

65. D

66. E 【解析】放射性核素(氯化锶 $^{89}SrCl_2$ 或 ^{153}Sm-EDTMP)对多发性骨转移癌的治疗有明确的临床价值，能够止痛和控制局部病灶的疗效。

67. B 【解析】外照射治疗对局部骨转移癌的镇痛和控制病灶具有明显的疗效，并对病理性骨折预防具有临床意义。

68. C 【解析】外照射治疗对脊柱骨转移癌可能导致的截瘫具有预防和控制作用。

69. E 【解析】肿瘤临床分期诊断，疗法的选择和预后的评估。

70. C 【解析】放射性 ^{125}I 粒子植入具有近距离治疗的特点，持续释放低剂量率的 γ 射线使肿瘤靶区累积获得高剂量照射，而周围正常组织不受或仅受轻微损伤。

71. C 【解析】放射性 ^{125}I 粒子植入治疗的优势就是高增益比。持续释放低剂量率的 γ 射线使肿瘤靶区获高剂量，周围危及器官影响极小。

72. D

73. D

74. A

二、多项选择题

1. ABCD　2. ACE　3. ABC　4. ABCDE　5. ABCDE

6. ABCD　7. ABE　8. ADE　9. BCD　10. ABCD

11. ABCDE　12. ABCDE　13. ABCD

三、简答题

1. 放射性核素药物治疗生长抑素受体肿瘤的临床治疗机制是什么？

答：

(1) 药物靶向聚集：生长抑素受体 2(SSTR2)在神经内分泌肿瘤中特异性过度表达，(人工合成)生长抑素类似物的奥曲肽类药与 SSTR2 特异性结合。

(2) 近距离放疗：放射性核素 ^{177}Lu 的半衰期为 6.7 天，其标记奥曲肽类药物进入细胞，^{177}Lu 产生 β 射线通过直接和诱发氧自由基间接断裂 DNA，不仅能够抑制肿瘤增殖，还可减少分泌激活生长因子的释放发挥间接抑瘤作用，产生辐射损伤的治疗效应，可达到近距离靶向治疗肿瘤的目的。

2. 放射性核素药物治疗生长抑素受体肿瘤的主要适应证是什么？

答：

（1）用于治疗生长抑素受体阳性的胃肠神经内分泌肿瘤（GEP-NETS），包括成人的前肠、中肠和后肠神经内分泌肿瘤。

（2）经组织病理学证实为神经内分泌肿瘤。

（3）生长抑素受体显像显示肿瘤高度摄取。

（4）经常规治疗后残余或复发的神经内分泌肿瘤。

（5）至少在 1 个月前未接受化疗或放疗，或接受 PRRT 放疗后 2 个月。

（6）有充足的骨髓功能储备。

（李小东　朱高红）